【便秘体質にサヨナラ】

腸博士が考案した
お悩み解決
"腸活"プログラム

9割の女性の悩みを スルリと治す腸習慣

藤田紘一郎
医学博士
東京医科歯科大学名誉教授

青萠堂

まえがき　いますぐ不調の天敵、「便秘体質」から脱出してください

体調の不調やうつ状態……すべて「腸」がまねく便秘体質が原因

便秘薬のテレビコマーシャルが、毎日のように流れてきます。「便秘」や「排便」などの言葉を使わず、映像はきれいにまとめられています。あの1錠を飲めば、どれほどさわやかにスッキリと便が出てくるのだろう。そんなことを思わせます。

そうした頻繁に流されてくる映像から読みとれるのは、

「非常に多くの女性が、大便が出ない苦しみに悩まされているということ」

「便秘を恥ずかしくて知られたくないと思っていること」

「痛みも不快感もなく、スルリと心地よい排便を心から望んでいること」

一見さわやかなああした映像には、女性にとっての便秘の悩みの深さが映し出されて

いるように思います。

人に与える便秘の悩みの深刻さを強く実感した経験が、私には何度かあります。

顔の見えないラジオや、匿名で問い合わせのできるテレビの健康番組などで、私が便秘解消のお話をしたときのことです。番組の終わり頃には、局への電話が殺到していました。便秘の苦しみを誰にも相談できない、恥ずかしい悩みと思っているせいでしょう。顔の見えない電話には、なんと多くの個人的な訴えや質問が寄せられたことでしょうか。その関心の深さにビックリしたのです。

私は、いまや日本の女性の9割は、「便秘体質」になってしまったのではないか、と感じています。

これは深刻な大問題です。

一昔前まではこんなに便秘の人が多いなんてことはありませんでした。食生活とストレスが大きな要因ですが、まさに現代病です。この現代病はとかく軽視されがちです。しかし、「たかが便秘」と放置してよいことではありません。

放置すれば、慢性的に便秘であり続けることになります。こうした常態的な便秘を、私は「便秘体質」と呼んでいます。便秘体質は、大変キケンな状態です。これを放《ほう》った

便秘体質が健康を左右する

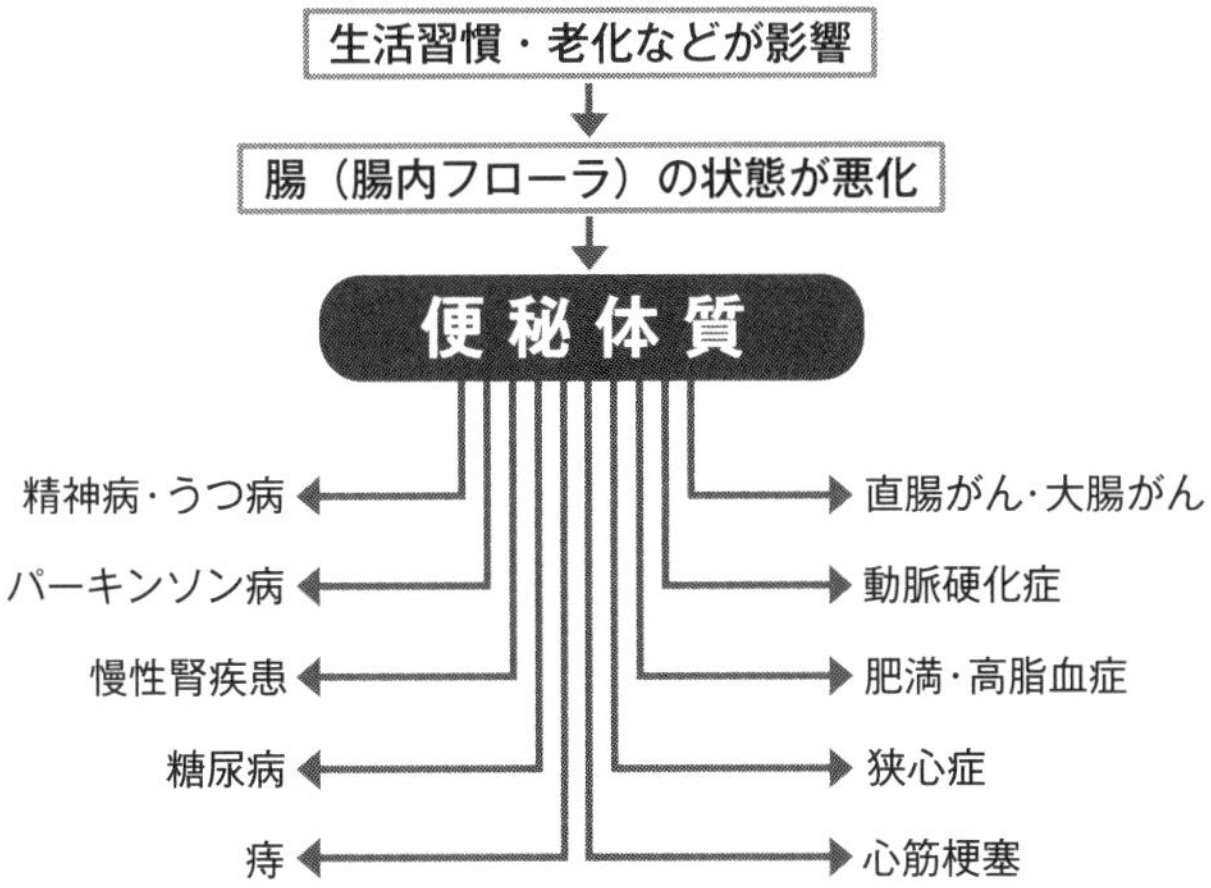

ままにしてしまうと、絶えず体調不良やうつ状態に悩まされるだけでなく、肥満や肌あれ、吹き出ものの原因にもなり、やがて大きな病気を招くもとにもなるからです。

女性が男性に比べ、便秘に陥りやすいのは、女性の身体的構造や女性ホルモンのためでもあります。それ以上に便秘体質をつくる困った習慣は、外出先などで、つい排便を我慢してしまうこと。こんな社会的な理由も見逃せない一つです。また、女性のダイエット志向も便秘の大敵になります。

この緊急事態を真摯《しんし》に受け止め、対応することは、医者になって50年間、ひたすら腸について研究を行ってきた私の重大な仕事だと思いました。便秘解消において、もっとも体に安全で、効果的な方法を伝授することが、腸の研究者である私にはできるからです。排便の話をするのは恥ずかしいとか、人前で話すことではないなどと、もはや遠慮していられる状態ではないということです。

人間にとってもっとも大事な生命保存のカギは、「腸」がにぎっています。「消化吸収」と、自然な「排泄」という、生命活動における重大な2大作業を担《にな》っているからです。

だからこそ「便秘」はすべての病気の原因になりかねないのです。

たとえば、便秘は肥満や生活習慣病のもとになる病気です。さらに、うつ病を引き起こすなど、精神面にも大きなダメージを与えます。しかも便秘は、がんをも引き起こしかねない重大な疾患であることを知ってほしいと思います。

たまに環境が変わって、便秘になるというくらいならまだよいでしょう。「いつも便秘をしている」「すぐに便秘になる」という「便秘体質」になっている方は、ぜひ本書を読み、今日からでも便秘を解消していくことです。

そして覚えておいてください。絶対に薬に頼っていてはいけません。便秘薬のテレビコマーシャルのように、さわやかなお通じのある排便力を望んでいるのならば、なおのこと便秘薬はできるだけ控えることです。

一つ身近な例をお話ししましょう。

先日、私はある女性からこんな話を聞きました。

彼女は若いころから便秘症で、今も便秘薬を手放せないそうです。とくに若いころは、かなり無茶な使い方をしていたといいます。

便秘薬を飲まなければ出ないと思い込み、また、とにかくやせたくて便秘薬を毎日のように飲んでいたとか。そのうち、決められた用量では出なくなって、5錠、6錠と増やして飲み込むようになりました。

でも、それが効きすぎると職場で下痢痛に襲われます。腸がねじれるのではないかと思うほどの痛みに、立ち上がれなくなったこともあったそうです。

「出なくてもつらい、出てもつらい。いっつも排便の心配ばかりしていました」

彼女が便秘薬を手放せるようになったのは、結婚して子どもを産み、「もう太ってもいい」と思えるようになってから。彼女は今、かなりの肥満です。そして今も、「3日出ないのはあたりまえ」という便秘体質とのことでした。

彼女のように、「やせたいから便秘薬を飲む」という女性も非常に多くなっています。

しかし、便秘薬では絶対にやせることはありません。たとえ体重を減らせても、それは健康を害する危険との引き換えです。便秘薬をやめると、彼女のようにいっきに体重が増えることも必至《ひっし》です。

また、「おなかが張ってつらくて便秘薬を飲む」という人も多いでしょう。どうしてもつらいときに、用量を守って1回だけ飲むのはしかたがないと思います。けれども、予防的に使用するのは絶対にいけません。便秘薬を飲む回数が増えれば、それだけ自分で排便する力が失われていくからです。これこそ「便秘体質」の典型的なパターンです。

なぜ、便秘薬の使用は、便秘を悪化させ、太りやすい体質にし、自然な排便力を失う結果になるのでしょうか。詳しくは本文にて一つ一つお話していきます。最大の問題点は、腸内環境が悪くなってしまうことです。

私たちの腸には、およそ200種100兆個という数の腸内細菌がいます。

健康な人の大便は、約60パーセントが水、約20パーセントが腸内細菌とその死がい、約15パーセントがはがれ落ちた腸粘膜細胞、食べ物のカスはわずか5パーセントです。

みなさんは、大便とは〝食べ物のカスが腐ったもの〟と思っていたかもしれません。

でも、そうではありません。いちばん多いのは水、そして固形部分でいちばん多いのが腸内細菌だったのです。

つまり、排便力を高めるには、「適切な水の飲み方」と「腸内細菌を増やすこと」が重要事項となります。ところが、下剤は腸内細菌のすみかである腸管の状態を悪くしてしまうのです。

腸内細菌には「善玉菌」「日和見菌《ひよりみ》」「悪玉菌」という3つのタイプの細菌がいます。このうち、最大勢力は日和見菌です。およそ7割を占めています。日和見菌は、栄養の吸収のしかたから「デブ菌」と「ヤセ菌」に大別できます。

腸内は、「日和見菌7割（この中にはヤセ菌、デブ菌も含まれます）、善玉菌2割、悪玉菌1割」というバランスが保たれているとき、排便力が高まるとともに、太りにくく、ベストの体重をラクラクと維持できる体質が築かれます。

反対に、腸内のベストバランスが崩れ、デブ菌と悪玉菌が優位に立つと、私たちにとって非常に困ったことが起こってきます。

まず、腸内細菌の生息環境が著しく悪化して総数が減ります。固形部分の半分を占める腸内細菌が減れば、当然、大便も小さくなります。大便が小さくなれば、便意が起こりにくくなり、腸に長くとどまるようになってしまいます。これこそ、まさに便秘です。

問題はここからです。悪玉菌はその大便をエサに有害物質をつくり出し、それを体に送り出してしまうのです。その悪玉菌の悪い働きに引きずられるようにして、デブ菌が人を太らせるほうにセッセと働き始めるのです。

便秘体質の人が太りやすく、病気になりやすいのは、デブ菌と悪玉菌が異常に増え、腸内バランスが壊れてしまっているからなのです。

腸内で起こっているこの状況を変えなければ、便秘は根本から治せません。そのために大事なのは、「あなたが今日、何を食べるのか」。デブ菌&悪玉菌が優勢の便秘体質、すなわち〝便秘腸〟から、ヤセ菌&善玉菌が優勢の快便体質、〝快便腸〟にかえていくには、今日、あなたが食べるものが重要です。それは病気の元を断《た》つ最重要のファクターです。

なぜなら、それが腸内細菌たちの繁殖をうながすエサとなるからです。

食の好みは腸内細菌に支配されている

こんなことを私が力説しても、ことの重大さに気づかず、あなたの心は「食べるものを変えるなんて、めんどうくさい」と思っているはずです。「便秘のために、好きなものを食べられないなんて、つまらない」と感じる人もいるでしょう。

でも、便秘解消に向けて邪魔をするその思考こそが、デブ菌&悪玉菌のコンビによるものだったら、どうでしょうか。便秘に向かう精神状態が知らず知らず作られていたのです。後で詳しくお話しますが、便秘とうつ病的精神状態は切っても切れない相関関係にあります。

一見、便秘と関係ないお話をするようですが理解してください。

私は、腸の研究者として、腸にすむ寄生生物の生態について、多くの研究をしてきました。動物の腸に寄生する微生物たちにとって、宿主となる動物の腸こそがもっとも安全に安心して種の繁栄を目指せる安楽地です。なんとしてでもそこにたどり着きたい寄生生物は、まずは身近で特定の虫（小動物であることも）の腸に寄生します。

その虫を宿主の動物に食べてもらえれば、自分は無事に安楽地である腸にたどり着けます。そこで、寄生生物は虫の腸の中で、虫を宿主の動物の餌食にさせるため、その行動を支配し、宿主に近づいていかせます。極めて小さな寄生生物が、自分より体の大きな生物の行動を支配するのです。こうした現象は、多くの寄生生物に見られることです。

私たちの腸にすむ細菌たちも、自分たちの種族の繁栄を守るため、それぞれになわばり争いをしながら活動しています。この争いの勝者になれるのは、自分たちの種族を増やせるエサが入ってきたときです。よって、腸内にて優勢の立場になった細菌たちは、腸内を自分たちにとって居心地のよい環境にどんどんしていこうと、宿主である私たちの心や思考のあり方に影響を与えている可能性が非常に高いのです。

こんなことを言うのも、「腸」環境も整えることが、便秘解決の鍵になるからです。

■ご飯や麺類、パンが大好き
■ラーメンやパスタ、丼もののような1品料理をよく食べる
■魚より肉が好き
■外食が多い。惣菜《そうざい》類を食べることも多い
■スイーツやお菓子がないと生きていけない

こうした人は、デブ菌&悪玉菌のコンビに、食の嗜好を操《あやつ》られていると考えられます。彼らは、高糖質・高脂肪・低食物繊維の食事をエサとしたときに、異常繁殖し、腸内の優位者に立ちます。こうなると、自分たちの好物を毎日食べてもらえるよう人の思考に影響をもたらすようになるのです。

もしかしたら、「下剤を飲まないと排便できない」と便秘症の人が薬に依存しやすいのも、自分たちが生息しやすい腸内環境をつくりたいデブ菌&悪玉菌のコンビのしわざかもしれない、と私は考えています。

この悪循環を断ち切ることが、便秘を根本から解消する方法なのです。

そのためにはどうしたらよいのでしょうか。

藤田式便秘解消の実践方法は、本文にて一つ一つお教えしていきましょう。

本書の方法で便秘を解消すると、日々の排便の悩みから解放されるだけではなく、太っている人はベスト体重までスルスルとやせていくでしょう。肌も美しくよみがえっていくと思います。心がおだやかになり、人生を楽しむ意欲がふつふつとわいてくるようにもなります。そして何より、がんやアレルギー性疾患など、現代人に多く治りにくい病気にならない体が築かれていきます。

「たかが便秘」とあまく考えないこと。

そして、「下剤を飲めば出るのだから、それでいい」と、薬に依存しないこと。

便秘体質を根本から解消することは、想像する以上にあなたの人生を左右するくらい価値の高いことです。スルリと心地よい快便を毎日体験できるよう、ぜひ私と一緒にがんばっていきましょう。

〈便秘体質にサヨナラ〉 9割の女性の悩みをスルリと治す腸習慣 ● 目次

第1章　便秘薬はもういらない、「超硬水」を飲めばわかる　～便秘は水だけでよくなる～

第2章　ダイエットフードにお金をかけるより「玄米」でやせなさい

～腸内細菌がどんどん排泄力をつける～

第3章　快便体質になりたいならヨーグルトは「朝」食べなさい
～乳製品が便秘によいとはかぎらない～

第5章　「腸」循環をよくする油、悪くする油
～油を制す者が便秘体質を制す～　157

カバーデザイン◇能谷博人
本文デザイン◇ハッシィ
本文カット◇ＭＩＲＩＣＯ

第1章

便秘薬はもういらない、「超硬水」を飲めばわかる

~便秘は水だけでよくなる~

1週間も出ない女性たちの悩み

私には、女性の友だちがたくさんいます。

彼女たちが集まると、話題になるのは決まって「ウンコが出ない」。

もちろん、女性ですから、普通ならこうした直接的な物言いにはなりませんが、私が腸の専門家であることをよくご存じの彼女たちですから、要はそういう意味のことを率直に伝えてきます

「今日でもう3日目なの」

1人の女性がため息をつくと、

「私なんて、1週間も出ていないわ」

と、おなかをさする。

「どうやったら、気持ちよくスコーンと1日を始められるのかしら」

誰かがつぶやいたところで、「そうそう」とみなで相づちを打ち、いっせいに私の顔をうらめしそうに見るのです。

彼女たちいわく、

「腸の研究者である私が、便秘を治す方法をきちんと伝えないから、日本中の女性が便秘に悩まされるのだ」とのこと。

これまで、便秘によいという方法や健康食品、便秘薬など、試してきたものを口々に自慢しあったものの、「結局は便秘に戻ってしまうのよね」というのが彼女たちの結論のようです。

「先生、私たちをこの〝便秘地獄〟から救ってください」

彼女たちのそんな一言が、私の「便秘に真っ正面から取り組む本を書こう」と思う気持ちを後押ししてくれました。

これまで、私は数々の本を書いてきました。でも、便秘の解消法を説く本はつくっていません。便秘の話をすれば、どうしてもウンコの話を中心にしていかなければならない。ウンコを連発する本なんて、敬遠されてしまうと思っていたからです。

ところが、彼女たちは私の思いは杞憂《きゆう》だと笑いました。

「私たちは、便秘のない毎日を願っているのです。ウンコの話を避けていたのでは、そんな本ができるわけがないこともよく分かっています。」

便秘に悩む女性たちが、そんな心強い言葉を私に授けてくれたのでした。

大便の6割は水でできている

「便秘を改善したい」

そう思うのならば、まずは「水の飲み方」を変えることです。

「そんなことで便秘が治るならば、こんな苦労をしていない」

ある女性はそういいました。

「では、あなたは毎日、どんな水を、どんなふうに飲んでいるのですか」

答えてもらうと、まったくなっていないのです。水を正しく飲まずして、便秘を改善することなどできません。

なぜ、便秘解消に水が必要なのでしょうか。

答えは、健康な大便は約60パーセントが水だからです。

そして、健康な成人の体も約60パーセントが水です。大便の水分量と、体の水分量は相関するのです。体内に水がしっかりあることで、ウンコもまた立派に成長できるということです。

水は、体内にて、血液やリンパ液として循環しながら、栄養物や酸素を運んだり、老廃物の排泄を行ったりしています。一方で、体温や体内の浸透圧などを一定に保つ働きもあります。細胞間の乱れなどもチェックしてます。

そうして水は、体中をかけめぐり、いっときも止まることなく〝一人何役〟もの役目をはたしています。これらの働きが停止すれば、人は生きていることができません。

生命維持に大事な水だからこそ、体は厳密に水分量を管理しようとします。

人は1日に、尿や大便から1・5リットルもの水を排出しています。その水と一緒に、体にたまった不要物や老廃物は外に出されます。

ところが、体内の水が不足してくると、体の水分量を守るため、尿や大便の排出量が真っ先に削られます。それによって、尿の量は減り、色とにおいが強くなります。黄色くてにおいの強い尿は、老廃物が体内にたまっている証《あかし》です。

同時に大便も小さくなります。コチコチに硬く、色は黒に近い大便しかつくられなくなります。そんな貧弱なコロコロ便なのに、においは非常に強くなります。そうした水分を失って硬くなった大便が大腸を塞《ふさ》ぎ、出なくなってしまうのが便秘なのです。

のどの渇きを無視すれば便秘になる

便秘体質の解消にまず大事なのは、1日に飲む水の量です。

私たちは毎日、大便や尿から約1・5リットルの水を外に出していることはお話しました。加えて、呼気《こき》（息をするとき）から0・5リットル、皮膚からの蒸発で0・5リットルの水を失っています。

よって、1日に約2・5リットルもの水を体は排出しています。

この分をしっかり補給しなければ、大便にまで水がまわらなくなります。

では、どのように水分をとるとよいでしょうか。

人は、毎日の食事から1リットルの水を摂取しています。体内でたんぱく質や炭水化物、脂肪などが燃焼することによっても、0・5リットルの水がもたらされます。

これらの量を差し引いたぶん、すなわち1ッ トルを水で飲むことです。

ただし、その1リットルとは、なんの活動もしなかった場合の分量です。たとえば、人は眠るだけでも水分を失います。睡眠中には、平均してコップ1杯分もの水分が汗となって出ていきます。軽い汗をかくような運動をしただけでも、約1リットルの水が失われます。真夏に激しいスポーツをすれば、なんと10リットルもの水が汗として流れ出ることもあります。失ったぶんは、再び体にあたえてあげることです。

体重が60キロの人の場合、体の60パーセントが水分とすると、36リットルもの水分を抱えていることになります。それほど大量な水が体にあってこそ、生命活動は正常に営まれ、大便の水分量も守られるのです。

体は、水分不足に敏感に反応します。まず、2パーセント減ると、のどにかわきを覚えます。「のどがかわく」というのは、体が水を欲しているSOS信号です。便秘を解消したいならば、この感覚を無視せず、水を飲むことです。

SOS信号を無視すると、まもなく3％の水が体から失われます。さらに危険なのは、こうなると、のどにかわきを感じなくなることです。人は水を飲むのを忘れ、大便や尿に使われる水分量が減らされることになります。

6パーセントを失えば、脱水症状が起こります。大便に水をまわせない危機的状態です。

そして、15～20パーセント減ると、死がやってきます。人間はたとえ食べものがなかったとしても2～3週間は生きられますが水を飲まないと、精々5日程度で死んでしまいます。体の水分不足は、死に直結する深刻な問題だったのです。

まとめましょう。大きくてスルリと出る心地よい大便をつくるには、1日に少なくとも1リットルの水を飲むこと。ただし、汗などでさらに多くの水が体から失われていることを考えれば、平均して1日2・5リットルは水を飲むことが、便秘解消には必要です。

ミネラルたっぷりの水がよい大便をつくる

便秘解消には、水の選び方も大事です。どんな水でもよいわけではありません。便秘に効く水というものがあります。

その水とは「超硬水」です。

便秘解消には、超硬水を毎日1・5リットル飲みましょう。2・5リットルすべてを超硬水にしなくても、1・5リットルでも十分です。超硬水の大きいペットボトルは、1・5リットルのものが多いので、それを1日に1本飲むという計算です。それだけで便秘の6割は改善します。

では、「超硬水」とはどのような水でしょうか。

簡単にいうと、カルシウムやマグネシウムなどのミネラルを非常に多く含む天然水です。天然水とは、水道水や純水（イオン交換樹脂などにより精製された不純物の少ない水）など人工的な手を加えた水ではなく、自然のままの水のことです。

自然の恵みである天然水には、量の差はあれ、さまざまなミネラルが含まれます。そのミネラルのうち、水の性質を決定づけるものとして重視されるのが、カルシウムとマグネシウムです。

「超硬水」の「硬」は天然水に含まれるカルシウムとマグネシウムの量を数値化した単位「硬度」に由来しています。

硬度の計算式は次のとおりです。

硬度（mg／L）＝（カルシウム量×2・5）＋（マグネシウム量×4）

日本では、硬度が100未満を軟水、100〜300を中硬水、300以上を硬水と分類されています。超硬水は、硬度がずば抜けて高く、1000以上もある天然水のことです。このミネラルたっぷりの天然水が、あなたの大便を丸々と太らせてくれるのです。

大便をつくるマグネシウムの働きがすごい!

超硬水のどのようなところが便秘解消に効くのでしょうか。

いちばんは、豊富なマグネシウムの働きです。

マグネシウムには、浸透圧を調整する作用や、大便を柔《やわ》らかくする作用があります。浸透圧とは、濃度の高いほうから低いほうへと水を移動させる力のことです。腸にマグネシウムがきちんとあると浸透圧が働き、水分が体へ移動し過ぎてしまうのが防がれます。

そうして腸管の水分量が保たれれば、大便の水分量も増え、大きくて柔らかくて良質の一本がつくられるのです。

一方、便秘症の人は、ウサギの糞のようにコロコロした大便をよくします。それはコチコチに硬くて、とても臭い便です。コロコロコロがくっついて出てくることもあります。

超硬水はこんなに段違い！——硬度から見る水の種類

分類	硬度（mg/L）	水の種類（硬度）
軟水	0～100	「南アルプスの天然水（30）」 「六甲のおいしい水（32）」 「ボルビック（60）」 「クリスタルカイザー（38）」
中硬水	100～300	「ドクター・ウォーター（130）」 「四国カルストの天然水　ぞっこん四国」
硬水	300～	「エビアン（304）」 「ヴィッテル（315）」 「命の硬水（320）」 「ペリエ（417）」
超硬水	**1000～**	**「コントレックス（1468）」** **「エパー（1849）」** **「ゲロルシュタイナー（1310）」** **「マグナ 1800（900）」**

（代表的な一例）

マグネシウムが不足し、大腸内の水分量を上手に保てずにかたい状態です。

そんな大便も、小腸から大腸へと移動してきたばかりの際には、まだ水分があり、ドロドロとしていたはずなのです。それが大腸に入ると、腸管を移動しながら水分が少しずつ吸いとられ、固形化していきます。

その際、体が水分不足の状態にあり、マグネシウムもたりていないと、大便の水分がどんどんと体のほうへ吸いとられ、コチコチの大便になってしまうのです。

快便のためには、大腸内をなめらかにすべり落ちていくような大きくて柔らかい大便をつくることとです。それは、水分をほどよく含んでいてこそできる大便です。そんな理想の大便をつくるためにこそ、マグネシウムの豊富な超硬水がよいのです。

下剤にはどんな種類があるの？

マグネシウムは、下剤にも含まれる成分です。この浸透圧《しんとうあつ》調整作用は、下剤にも利用されています。便秘でない人でも健康診断でバリウムによる胃の検査を受けたあとなどで下剤のお世話になった経験があると思います。このあと述べますが、このとき渡される下剤は塩化マグネシウムなどを主成分とする副作用や習慣性の少ない機能性下剤と呼ばれる種類の下剤です。

一方、便秘症の人の中には、「下剤を飲まないと排便できない」という重度の人もいます。

「どんな下剤を選べば、スッキリと排便できるのだろう」と、薬局の棚の前で、しばしば思いを巡《めぐ》らせる人も多いでしょう。「これで大便がスッキリ出る」という言葉に魅せられ、次から次へと飲む錠剤をかえていく人も少なくありません。

いったいどんな下剤を選べば、便秘症は改善されるのでしょうか。下剤には、いくつかの種類があります。それらは、「機能性下剤」と「刺激性下剤」に大別できます。

機能性下剤の主な種類は、以下の3つです。

◎「塩類下剤」……塩化マグネシウムなど便を柔らかくする成分を含む薬。下剤の代表的なタイプ。

◎「膨張性下剤」……腸内にて多量の水分を含んで膨張し、排便をうながす薬。
◎「糖類下剤」……浸透圧の作用により排便効果をうながす薬。

機能性下剤の働きは、主に大便の水分量を増やして便を大きくし、排便させるというものです。そのため、作用はゆるやかです。重度の便秘症に陥っている人には、作用がものたりなくも感じるでしょう。

そうした人が次に常用しやすくなるのが、刺激性下剤です。

◎「大腸刺激性下剤」……センナや大黄など大腸粘膜を刺激する薬。
◎「小腸刺激性下剤」……ヒマシ油など小腸を刺激する下剤。

刺激性下剤は腸管に直接刺激を与えて、腸の動きを積極的に起こさせる薬です。

他にも、漢方でドクダミなどが便秘に良いと言われます。これも胃腸薬の元となっているもので、普段知らずにお世話になっている人も多いでしょう。

さて、このうち、どのタイプの下剤が便秘の解消によいでしょうか。

結論からいえば、どれもよくありません。

機能性下剤は、主にマグネシウムを主成分としています。作用がおだやかであるため、医者も「安全」といいます。しかし、これを下剤やサプリメントとして長い期間飲み続けてしまうと、マグネシウムの過剰摂取《かじょうせっしゅ》を起こしやすくなります。便がゆるくなり、下痢や腹痛になりやすくなるのです。

さらに悪化すれば、高マグネシウム血症になります。呼吸抑制《よくせい》や不整脈が生じるのです。最悪の場合、死亡するケースもあるほど危険な症状です。つまり、作用がおだやかだからといって、長期間飲み続けてよい下剤はないということです。

そして、もっとよくないのは、下剤の持つ依存性です。便秘症の人にとって、スッキリと排便できる経験は、非常に心地よいものでしょう。その心地よさは、「出なければ飲めばいい」という安易な感情を抱かせやすくします。

しかし、下剤に頼れば頼るほど、大便は出にくくなり、便秘症を悪化させることになります。下剤とはそうした危険性を持った薬であることを、自覚せずに飲んではいけないのです。

下剤を飲み続けると、腸が〝バカ〟になる

さて、赤ちゃんのころを思い出してください。母親がオムツを変えたりしながら、排泄の時に、「シーコイコイ」などと色々と教えていても、少し大人になれば忘れてしまうものです。また小さいときは「うんこがしたい」と催してトイレに行けば問題なく出るのが普通です。

しかし、便秘の対処法は、「学校で教えてくれません。また家族も大便の仕方について事細かに指導してくれるなんていうことはなくて普通です。

さあ、もう一度おさらいしてみましょう。

私たちが大便を出すためには、便意が必要です。「ウンコを出したい！」という強い衝動です。この便意は、腸が動くことで生じます。

腸では、たえず蠕動《ぜんどう》運動が起こっています。蠕動運動とは、腸管が内容物を前へ前へと押し出していくために、伸びたり縮んだりする動きのことです。

蠕動運動によって大便が大腸内を進み、肛門手前の直腸までたどり着くと、「ウンコがたまったよ」と信号が大脳へ送られます。すると、「ウンコを出したい」という感覚

が生じます。これが自然の便意です。その便意があるからこそ、人は排便できます。

ところが、下剤は、自然の便意を起こしにくくします。これが下剤の最大の弊害です。人の体には、同じ薬を飲み続けると、やがてその作用に慣れてしまうという性質があります。薬の作用に腸が慣れてしまえば、もっと強い刺激がなくては蠕動運動が起こりにくくなってしまうのです。

蠕動運動の弱い状態では、大便が直腸にどっしりとたまっても、腸は脳へ信号を送ることができません。こうなると、脳も便意を起こせず、自然な便意が生じにくくなってしまうのです。

つまり、排便を薬に頼れば、腸の動きは鈍くなり、便秘症はますますひどくなっていくということです。そのときの腸の気持ちを表わすならば、

「どうせ薬がむりやりウンコを出してくれるのだから、オレは働かなくてもいいさ」

という感じでしょうか。腸に怠けグセがついてしまうのです。

それを証拠に、腸が薬の力に慣れてくると、最初は作用の弱い薬でも出ていたのが、やがて作用の強い薬を飲まなければ反応しなくなります。1剤では対処できなくなり、いくつかの薬を組み合わせて服用するようになる人も少なくありません。

こんな話をある女性にしたら、

「先生は私をずっと便秘状態でいなさいというのですか？」

と、叱られてしまいました。彼女は下剤に強く依存するようになっていました。「薬がないと出せない」という不安感が強くなっていて、「下剤の使い方には気をつけて」という私のメッセージに不安感が募《つの》ったのでしょう。

でも、よく考えてください。大腸とは排泄器官です。大便をつくり、出す機能を生まれながらに備えているのです。

下剤は、その能力を補うというよりも、むしろ奪うものの1つです。しかし、下剤の多用で失われた能力も、腸によい生活を一から始めることで、必ずとり戻せます。

私は、「下剤を絶対に飲んではいけない」とは言っていません。1週間以上も大便が出なくて、おなかが張って苦しいという場合には飲んだほうがよいでしょう。

しかし、薬はあくまでも最後の手段。便秘の解消には、水の飲み方や食事のあり方などを改善し、それでも出ないときに、1錠だけ飲むというようにすることです。

便秘の人は口臭や体臭が強くなる

「たかが便秘」と思っている人がいます。

しかし、便秘は大きなストレスを生み、絶えずイライラして判断力や集中力も落ちてしまいます。受験生なら成績ダウンにすぐ反映するでしょう。また寝が浅くなり、体全体の不調へと影響していきます。アレルギーや、免疫力が落ちて風邪をひきやすくなったりするのも、便秘のせいです。もっとも女性が気にしていることから言えば、便秘は、大便やオナラをくさくするだけでなく、口臭や体臭を強くすることをご存じだったでしょうか。

便秘とは、大便を大腸内に長くとどめてしまうことです。まえがきでもちょっとお話ししましたが、腸には200種100兆個という非常にたくさんの細菌がすみついています。不要物の固まりである大便が腸管に長くとどまってしまうと、それをエサに、腐敗を起こす悪玉菌たちがどんどんと繁殖するようになります。大便の腐敗はますます進み、大腸内は腐敗物質だらけになります。

その際、腐敗ガスが大量に発生します。くさい腐敗ガスは、オナラとして肛門からも出ていきますが、消化管を逆流し、口までも上がってきます。それが吐く息をくさくするのです。

また、大腸では、腸管にある大便から水を抜きとり続けています。そうしなければ、大便はベチョベチョのゆるいものにしかなりません。ですから、便から水分を抜きとる大腸の働きは大事なものです。

ただし、大腸内にて腐敗物質が発生していると、水分と一緒にそれが吸い上げられてしまいます。その水分は、血液に混じることになります。

腐敗物質は血流にのって体中をめぐります。そうして血管を傷つけ、細胞をも傷つけ、臓器にダメージを与えます。そこから、さまざまな病気が起こってきます。

一方、肌の毛穴からは、汗や皮脂などにまじり、腐敗物質が排泄されます。それが体臭を強くするのです。

「加齢臭」はオジサンの代名詞と思っている人がいます。しかし、歳をとれば女性にも現れるにおいです。そして、便秘症の人ほど、そのにおいは強くなります。そこに腐敗物質が混じるからです。

さらに、便秘は肌の老化をひどくする原因にもなります。

皮膚の最奥には毛細血管が張り巡らされ、栄養や水分を皮膚細胞たちに送り届けています。そこに大便から生じた腐敗物資が混ざっているのです。

便秘症の人は肌ツヤが悪く、くすみやシミ、シワが多く、たるみやすくなります。肌が女性らしいなめらかさを失ってしまうのは、老化よりも便秘の与える影響のほうが大きいくらいです。大便から発生した腐敗物質が、皮膚の細胞や毛細血管に悪さをしているのですから、それも当然といえるでしょう。

「たかが便秘。薬を飲めば出るのだからそれでよい」と考えるのは大間違い。大便はただ出せばよいというのではない。自然の便意のもと、スルリと心地よく排便できるように便秘体質から脱出してこそ、女性の美しさは守られるのです。

「適量」を守ることも、便秘の解消には大事

強制的に排便させる下剤に対して、天然水に含まれるマグネシウムは、腸にも体にも自然に作用します。

天然水のミネラルは、山々に降った雨水や雪どけ水が地層深くに浸透していく間に溶

け込んだ自然の産物です。天然の地層にはマグネシウムなどのたくさんのミネラルが存在しています。そうした地層を、水は長い年月をかけて通過し、その間にさまざまなミネラルを溶かし込んでいきます。そうして天然水に吸い込まれたミネラルは、イオン化されていて粒子が非常に細かいのが特徴です。体にもスーッと吸収され、細胞の一つひとつに自然に働きかけるのです。

体が欲するミネラルの量とは、ごくわずかなものです。しかし、生命活動に直結するものが多く、不足すれば体調の悪化を引き起こします。便秘はその一例です。

ミネラルはとり過ぎれば過剰症を起こす危険性があります。ただし、それは薬やサプリメントなどによって、一度に大量にとりすぎてしまったり、長期間飲み続けたりして起こるものです。

通常の食事や水から摂取している範囲では、過剰摂取になる心配はほぼありません。たとえば、超硬水にはマグネシウムが豊富です。1日に大量に飲めば大便がゆるくなることもあるでしょう。ですが、適量を守っていれば、問題ありません。先ほどもお話ししたように、1日にだいたい1・5リットルが超硬水の適量と考えてください。

「超硬水が便秘解消によい」と聞くと、即効性を求めて一度に大量に飲む人がいます。

それでは超硬水の長所を体に活かすことができません。1日に飲みたい水の適量は2・5リットルです。そのうち超硬水を1・5リットル飲んだら、残りの1リットルは、ミネラル分の少ない軟水やお茶などを飲むとよいでしょう。

「カルシウム」の不足も便秘体質の原因に

便秘体質解消には、カルシウムの働きも欠かせません。超硬水には、カルシウムも豊富に含まれます。しかも、天然水のカルシウムは、マグネシウムと同じくイオン化されているために吸収効率がよく、ほぼ100パーセント体にとり込めるといってよいでしょう。

カルシウムというと、みなさんは骨や歯をつくるミネラルと考えていると思います。しかし、カルシウムの働きはそれだけではありません。腸の蠕動運動を活発にする働きもあります。

腸の蠕動運動とは、腸管の内容物を前へ前へと押し出す動きであることはお話ししました。この力が高まるということは、大便を押し出す力が強くなるということです。反対に弱くなれば、便秘になります。つまり、カルシウムの不足も便秘の原因になるということです。

次ページを見てください。この図は、腸管の状態が悪化して生じる便秘の原因を示しています。

一つめは、結腸の動きが鈍くなることによって生じる便秘です。

大腸とは、盲腸と結腸と直腸とにわけられます。盲腸は、小腸と大腸がつながるところにある袋のような形の部分です。直腸は、前述しましたが、肛門の手前20センチほどの部分です。残りの部分が結腸で、長さは約1・3メートルもあります。ここの部分の動きが悪くなると、内容物が前へ前へと送られる力が弱くなり、腸管に大便がため込まれることになってしまいます。この便秘を「弛緩性《しかんせい》便秘」といいます。糖尿病など全身的な病気を持つ人にも多い便秘です。

二つめは、大腸の腸壁にイボやコブのようなものができて、大便が通りにくくなって生じる便秘です。このイボやコブとは、多くがポリープです。ただ、なかには大腸がんが便秘を起こしているケースもあります。

三つめは、腸管にけいれんなどが起こっていて、腸の移送力が弱くなって生じる便秘

便秘を起こす腸管の４つの原因

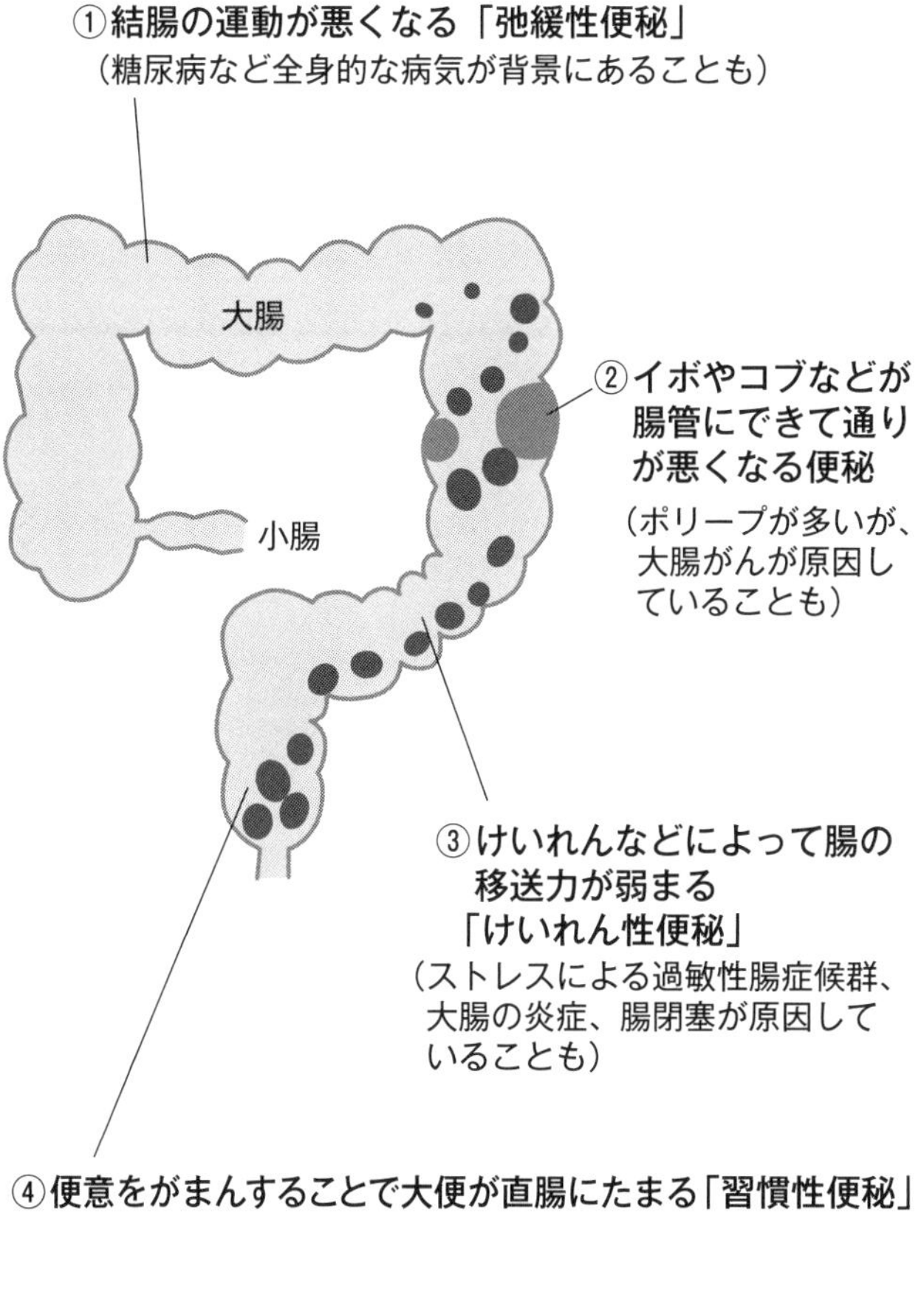

です。これを「けいれん性便秘」と呼びます。ストレスなどが原因の過敏性腸症候群や腸管の炎症、腸閉塞《へいそく》などが、その背景にあります。

四つめは、便意をがまんすることによって、直腸に大便がたまってしまうことで生じる便秘です。「習慣性便秘」といい、これこそ便秘体質そのものです。便秘症の中で、もっとも多い原因といえるでしょう。

このように、便秘の主な原因は4つありますが、その根底にはいずれも蠕動運動の低下があります。蠕動運動がしっかり起こっていれば、大便をつくる力も押し出す力も強くなりますから、便秘にはならないのです。便秘とは、蠕動運動が鈍くなると起こる排便障害です。

ですから、自然な便意を取り戻すためには、蠕動運動を活発化させること。蠕動運動は、カルシウムの摂取によって活発にできます。よって便秘体質の解消には、吸収効率のよいカルシウムを含む天然水を飲むことが、非常に効果的なのです。

ミネラルは超硬水や食事から摂取しよう

マグネシウムやカルシウムなどのミネラルは、食べ物にも含まれます。

マグネシウムは、アーモンドやピーナッツ、カシューナッツなどのナッツ類、大豆、豆腐、玄米、ほうれん草、ひじきなどに豊富です。

カルシウムは、小魚、干しエビ、牛乳、乳製品、ゴマ、緑黄色野菜などに含まれています。

こうした食べ物を意識してとることも、便秘体質解消には大事です。ただし、食べ物からミネラルを摂取する場合、吸収効率が低いという難点があります。

マグネシウムの場合、食べ物からの吸収率は30~40パーセントとされています。

カルシウムの場合は、15~20パーセントとされます。

これらの数値は、食べ物によっても異なりますし、加齢とともに低下もします。

なぜ、体は食べ物からマグネシウムやカルシウムを100パーセント摂取できないのでしょうか。

私たち日本人は、玄米や雑穀などの穀類を主食とし、野菜、イモ類、豆類、魚介、海藻類などを副食とするスタイルを昔から続けてきました。こうした伝統的な食生活は、多様なミネラルを私たちにバランスよく与えてくれます。

マグネシウムやカルシウムはさまざまな食材に含まれます。伝統的な食生活の中で、そのすべてを体が吸収してしまったら、たちまち過剰症になってしまうでしょう。これを防ぐため、人体は長い進化の中で、必要な栄養素を必要なぶんだけ摂取するよう発達してきたのだと思います。

しかし、簡単さや便利さ、満足感ばかりを重視し、栄養の偏りからは目をそむけがちな現代の食生活は、伝統的なものからはどんどん遠ざかっています。こうなると、マグネシウムやカルシウムの摂取効率の低さが、今度はアダとなってしまうのです。

このことも、現代人に便秘体質を増やす大きな原因になっていると考えられます。

だからこそ、超硬水のように吸収効率のよい飲み物が、現代を生きる私たちには必要なのです。

前述していますが、超硬水に含まれるミネラルは、イオン化されていて粒子が細かく、体はほぼ100パーセント吸収できると考えてよいでしょう。

ただし、超硬水を毎日1・5リットル飲むだけでは、マグネシウムとカルシウムの摂取量は足りません。やはり、食事からの摂取も大事です。

食事と超硬水。どちらも大切に考えるところから、便秘体質解消に向けて一歩を踏

健康な人の栄養所要量を満たすのに十分な１日の摂取量

◎マグネシウムの場合（mg/ 日）

性別	男性				女性			
年齢等	推定平均必要量	推奨量	目安量	耐容上限量[1]	推定平均必要量	推奨量	目安量	耐容上限量
0~5（月）	—	—	20	—	—	—	20	—
6~11（月）	—	—	60	—	—	—	60	—
1~2（歳）	60	70	—	—	60	70	—	—
3~5（歳）	80	100	—	—	80	100	—	—
6~7（歳）	110	130	—	—	110	130	—	—
8~9（歳）	140	170	—	—	140	160	—	—
10~11（歳）	180	210	—	—	180	220	—	—
12~14（歳）	250	290	—	—	240	290	—	—
15~17（歳）	300	360	—	—	260	310	—	—
18~29（歳）	280	340	—	—	230	270	—	—
30~49（歳）	310	370	—	—	240	290	—	—
50~69（歳）	290	350	—	—	240	290	—	—
70 以上（歳）	270	320	—	—	220	270	—	—
妊婦（付加量）					+30	+40		
授乳婦（付加量）								

アーモンド 100 g（約 100 粒）中の含有量 310mg。ただし、吸収率は約 30 ~40%。コントレックス（代表的な超硬水）1.5 L 中の含有量111.75mg。ほぼ 100%吸収。さまざまな食品からバランスよく摂取しよう

[1] 通常の食品以外の摂取耐容上限量は成人の場合 350mg/日、小児 5mg/kg 体重/日とする。

◎カルシウムの場合（mg/ 日）

性別	男性				女性			
年齢等	推定平均必要量	推奨量	目安量	耐容上限量	推定平均必要量	推奨量	目安量	耐容上限量
0~5（月）	—	—	200	—	—	—	200	—
6~11（月）	—	—	250	—	—	—	250	—
1~2（歳）	350	450	—	—	350	400	—	—
3~5（歳）	500	600	—	—	450	550	—	—
6~7（歳）	500	600	—	—	450	550	—	—
8~9（歳）	550	650	—	—	600	750	—	—
10~11（歳）	600	700	—	—	600	750	—	—
12~14（歳）	850	1,000	—	—	700	800	—	—
15~17（歳）	650	800	—	—	550	650	—	—
18~29（歳）	650	800	—	2,500	550	650	—	2,500
30~49（歳）	550	650	—	2,500	550	650	—	2,500
50~69（歳）	600	700	—	2,500	550	650	—	2,500
70 以上（歳）	600	700	—	2,500	500	650	—	2,500
妊婦					—	—		
授乳婦					—	—		

厚労省資料「日本人の食事摂取基準（2015 年版）の概要」
〈使用期間は平成 27（2015）年度から平成 31（2019）年度の５年間〉を参考に作成

み出せるということです。

便秘症の人は「毒」をため込みやすい

現代人にとって必要不可欠といわれる健康法の一つに「デトックス」があります。デトックスとは、「毒出し」という意味。排便は、人体最大のデトックスです。

なぜ、現代人の体は、毒出しを必要としているのでしょうか。

私たちの暮らす現代社会は、合成化合物や重金属、薬物などの化学物質が身の回りにあふれています。それらは知らず知らずのうちに、人の体に入り込んできます。

たとえば、加工食品やコンビニ弁当、お惣菜などを食べれば、保存料（防腐剤）や着色料、化学調味料などの食品添加物が一緒に口に入ります。

食品添加物には、天然の添加物もあります。たとえば、豆腐をつくる際には「にがり」が使われます。にがりとは、海水から塩をつくる過程で生成される塩化マグネシウムを主成分とした液体のこと。日本では、豆腐を固めるための凝固剤として古くから使われてきました。このにがりも食品添加物の一つです。

にがりは、正しく使っていれば、人体に害は与えません。それは、豆腐が日本の伝統食として食べ継がれてきたことでもわかります。主成分が塩化マグネシウムですから、適量の摂取は便秘の解消にも役立ちます。

ところが反面、石油を原料に合成された食品添加物も少なくありません。また、天然由来のものであっても、コチニールという赤色の着色料（原料はカイガラムシ）のように、深刻なアレルギー症状を起こす添加物もあります。

現在、日本で使用を認められている食品添加物の大半は、厚生労働省が安全性を認めたものです。合成品の「指定添加物」、天然系の「既存添加物」「天然香料」「一般飲食物添加物」の４つに分類されています。平成28年10月６日現在、指定添加物は４５４品目、既存添加物は３６５品目が認可されています。ただ、その項目の中でもさらに何種類もにわかれていて、すべてを数えるとなんと約４５００種以上にもなるともいわれます。

それらのうち、数種類を一度に摂取しても組み合わせに問題がないのか、人が生涯毎日のようにとり続けても体に悪影響はないのか、こうしたことは調査されていません。そこまで科学的に追跡調査することは、事実上不可能だからです。

私たちが何気なく口にしている食品添加物とは、そうしたものなのです。

また、体調が悪いときに飲む薬も、化学合成品です。その多くは石油を原料として
います。薬には薬効がある一方、体にとっては有害物質でもあるのです。下剤は、自然
の生薬を主成分としているものもありますが、コーティングや着色に化学合成品が多く
使われています。

生鮮食品ならば安全と思いたいところですが、野菜は農薬を大量に使って育てられて
います。家畜は、抗生物質やホルモン剤を与えられて育てられています。

しかも現代社会では、呼吸をするだけで化学物質が入ってくることもあります。た
とえば、交通量の激しい道を歩けば、汚染された空気を吸い込むことになるのです。

では、こうした化学物質が体内に入り込むとどうなるのでしょうか。

その量がわずかであれば、人体は解毒の能力を働かせて、外に排出できます。しかし、
人体の許容量を超えて摂取してしまうと、体内に蓄積されていくことになります。

なかには、いったん入ると、外になかなか排出できない物質もあります。脂に溶ける
物質（脂溶性物質）はとくにたちが悪く、人の脂肪細胞に入り込むと、そこにとどま
ってしまうのです。

そうした体内に蓄積された有害物質が、現代人に多いがんや糖尿病、動脈硬化症、脳梗塞や心筋梗塞、認知症、うつ病、アレルギー性疾患などの病気をつくり出す要因になっていることがわかってきています。

だからこそ、現代人にはデトックス（毒出し）が欠かせないのです。便秘体質の改善とは、まさにこのことです。その最大の実践方法が排便です。ところが、便秘体質の人はそれを思うようにできません。大便と一緒に体内に有害物質をため込んでしまっているのです。

「サルフェート」は最良のデトックス剤

私が便秘の解消に超硬水をおすすめするもう一つの理由は、「サルフェート」を含むことです。

天然水の中には、サルフェートというミネラルを含むものがあります。

カルシウムやマグネシウムなどのミネラルと硫酸基が結合すると、硫酸塩になります。これがサルフェートです。温泉に含まれる成分の1つとしても知られています。

サルフェートには、体にたまった有害物質や老廃物を排泄させる効果があります。つまり、デトックス（毒出し）の作用があるのです。

日本人の大腸がんは年々増えています。

その死亡者数は、この半世紀でなんと約10倍にも増えています。

日本人の死因でもっとも多い病気はがんであり、臓器別がん死亡者数は、女性は大腸がんが1位。男性は大腸がんが3位。男女ともに上位を占めるのが、大腸がんなのです（がん情報サービス〈国立がん研究センターがん対策情報センター〉、2015年）。

大腸がんの原因は、欧米化した食生活にあるとよくいわれます。たしかにそれもあるでしょう。しかし、最大の原因は便秘体質にあると私は考えます。便秘体質、つまり長期にわたって便の出の悪い人は、大腸がんの発生リスクは高くなるのです。

体内の毒素は、およそ75パーセントが大便とともに排泄されます。残りは、20パーセント以上が尿や毛髪を通して排出され、数パーセントが汗や皮脂などとともに毛穴から出されます。つまり、有害物質のほとんどが、大便となって外に出てくるということです。

ところが、便秘体質の人の大腸は、その役目を果たせないどころか、大便と一緒に毒

大便ができるまでのプロセス

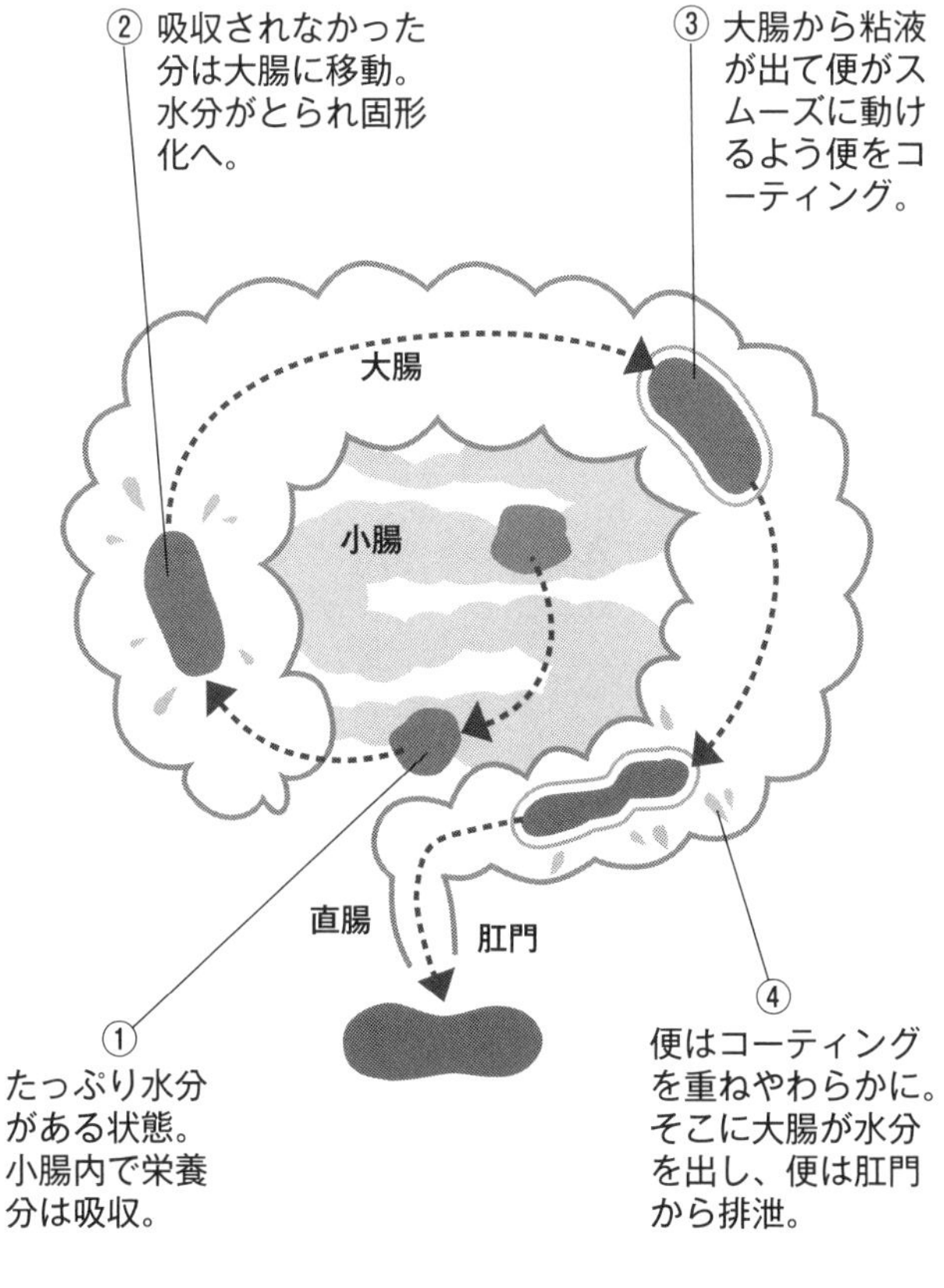
② 吸収されなかった分は大腸に移動。水分がとられ固形化へ。
③ 大腸から粘液が出て便がスムーズに動けるよう便をコーティング。
大腸
小腸
直腸
肛門
① たっぷり水分がある状態。小腸内で栄養分は吸収。
④ 便はコーティングを重ねやわらかに。そこに大腸が水分を出し、便は肛門から排泄。

理想の排便量はバナナ１～２本(200～250g)。日本人は減っていて要注意！

（『腸内細菌が支える腸の７つのはたらき』NPO 法人レックス・ラボを参考に作成）

をため込み、それを血液中に送り出してしまうのです。

そうした毒を再び大腸に戻し、大便と一緒に外に出すためにサルフェート入りの超硬水がよいのです。

なお、サルフェートには、デトックス効果の他にも、新陳代謝を高める働きもあります。新陳代謝とは、古いものが新しいものに入れ替わること。腸の細胞も皮膚細胞も、新しく生まれ変わることで、若々しくフレッシュに働き続けることができます。

さらに、サルフェートには脂肪を燃やす効果もあります。やせたい人にもおすすめのミネラルです。

「鉱泉水」「温泉水」「鉱水」を飲むとよい

超硬水は、ミネラル含有量の多い地層に浸透して湧き出した地下水です。そうした水の中には、サルフェートを含むものが多くあります。この条件にあう水とは、

◎鉱泉水（自噴する地下水のうち水温が25℃未満の地下水であり、かつ、溶存鉱物質

等〈ミネラルなど〉により特徴づけられる地下水）
◎温泉水（自噴する地下水のうち水温が25℃以上の地下水、または、温泉法第2条に規定される溶存鉱物質等により特徴づけられる地下水のうち引用に適している水）
◎鉱水（ポンプ等により取水した地下水のうち溶存鉱物質等により特徴づけられる地下水）

この3つになります。

ペットボトル詰めされた水には、他にも「井戸水」や「湧水」「伏流水」などもあります。これらの水はミネラルの含有量の低い軟水となります。便秘体質解消においては、効果の低い水といえるでしょう。

「鉱泉水」「温泉水」「鉱水」かどうかは、ペットボトルのラベルの原材料欄に書かれています。

なお、胃腸の働きをよくするためには、「アルカリ性の水」であることも大事なポイントです。電気分解によってできる水に「アルカリイオン水」があります。

アルカリイオン水は、厚生労働省が唯一機能水と認めた水です。１９９５年には「飲用して、慢性下痢、消化不良、胃腸内異常発酵、制酸、胃酸過多に有効である」と厚生省（当時の名称）が効能を認めました。

その後、多くの研究によって、便秘体質の改善に明らかな効果があること、血液中の脂肪の代謝を高め、脂肪が体につくのを抑える効果を持つこと、血圧が上昇しにくくなること、長期の飲用によって老化予防の可能性があること、骨粗《そ》鬆《しょう》症への効能が期待されることなどが報告されました。

アルカリイオン水は、専用の整水器を自宅の水道にとりつけ、電気分解によってつくります。ただ、サルフェートは含まれませんし、ミネラルの含有量も低くなります。

一方、天然水にもアルカリ性の水は多くあります。天然水はさまざまなミネラルを含むうえ、それがイオン化されていて吸収率も高くなっています。便秘体質解消に高い効果を望むならば、アルカリ性の超硬水がよりよいでしょう。

なお、アルカリ性か否かは、ペットボトルのラベルにあるpH（水素イオン指数）を見るとわかります。中性が7で、7より低いと酸性、高いとアルカリ性となります。

もう一つ、水選びで大事な条件は、「生水」であることです。

水には、人体の健康を向上させる生理活性があります。ところがその作用は、加熱殺菌すると失われます。水道水のように、塩素などの薬品を入れてしまうと、生理活性を失うばかりでなく、体を害する化学物質を含むことになります。

昔は「生水を飲んではいけない」とよくいいました。それはおなかの調子を悪くするような病原体を含んでいるおそれがあったからです。一方、ペットボトル詰めされた天然水で「非加熱」と記載があれば、「加熱殺菌や薬剤を使わなくても、安心して飲めるクリーンな生水」という証です。

以上を、まとめますと、便秘体質解消によい水とは

◎サルフェートを含む超硬水（「鉱泉水」「温泉水」「鉱水」のいずれか）

◎アルカリ性の水

◎非加熱の水

という3つの条件を満たすものとなります。

大便をスルリと出してくれる水たち

サルフェートを含む超硬水でもっとも有名な水は、「コントレックス」でしょう。「ダイエットウォーター」としても知られ、世界中の女性たちに好まれています。ダイ

エットと便秘は表裏一体の関係をご存知ですか⁉　ぜひ、便秘体質を解消して元気で健康なダイエットに成功してほしいものです。

さて、この水の特徴は、なんといっても硬度の高さにあります。１４６８mg／Lもあるのです。カルシウムは４６８mg／L、マグネシウムは７４・５mg／L、サルフェートは１１８７mg／Lも含まれています。そのミネラルの豊富さが大便を大きく育て、腸の活動力とデトックス効果を高めてくれます。

このフランス産の超硬水が日本にて販売された当初、

「なんだ、このまずい水は」

と多くの人が感想を持ちました。しかし現在では、日本でもっとも有名な水の一つにもなっています。広く流通し、いつでもどこでも買えるほど、国内に浸透しました。なぜ、「まずい」と思われた水が、多くの人に愛されるようになったのでしょうか。

水の味わいとは、水の味そのものだけにあるわけではありません。

水は、硬度や含まれるミネラルの種類と量、pH値、採水地、処理のしかたなどによって、体に与える作用が違ってきます。自分の体調に適した水を常飲していれば、やがて健康状態が改善してきます。

たとえば、便秘症の人がサルフェートを含む超硬水を1日1・5リットル飲むようにすれば、それだけで3日もすれば大便がスルリと心地よく出るようになるでしょう。その爽快感が水を「おいしい」と感じさせるのです。便秘体質から脱却したという解放感です。

つまり、水の味は第一印象で決めることはできないということです。便秘解消のために超硬水を飲み始めたら、1週間は続けてみてください。それでスルリと快便になれば、その水をあなたは「とてもおいしい」と感じるようになっているはずです。

ちなみに、コントレックスはpH7・4、非加熱の水です。

他にも、「エパー」(フランス産、硬度1849mg／L、カルシウム549mg／L、マグネシウム119mg／L、サルフェート1530mg／L、pH7・2)などもあります。超硬水はヨーロッパ産のものに多く見られます。

なお、日本にも、硬度はやや落ちてしまうものの、サルフェート入りの良質な硬水があります。とくに温泉水には、サルフェート含有量の多いものがよく見られます。

私が好んで飲んでいるのは、大分県竹田市にある長湯温泉を飲料水にした超硬水です。この水と出会ったとき、日本にもこんなに立派な超硬水があったのかと驚き、非常に嬉しくなったのを覚えています。

その長湯温泉の水は「マグナ1800」という名前で販売されています。

長湯温泉は、古くから炭酸泉の湧出地として注目されていました。ここでは、温泉水を飲む飲泉が昔から行われています。飲泉文化が根づくドイツでは、「飲泉は野菜を食べるのと同じだ」ともいわれています。長湯温泉でも、飲泉は浴用と同じくらい重要とされてきた健康文化です。

ただ、多くのミネラルを含むこの源泉は体にとてもよい反面、濁りや鉄分が多く、ボトリングして販売するのには不向きでした。それでも、デトックス効果の高いこの水を多くの人に飲んでもらいたいと、試行錯誤の末に完成したのが「マグナ1800」です。

この水の最大の特徴は、硬度900㎎／Lと国産の水には珍しいほどの硬度の高さ。サルフェートも290㎎／L含まれます。

しかも、マグネシウムの含有量は210㎎／Lもあります。マグナ1800はコントレックスの約3倍ものマグネシウムを抱えているのです。

朝はキリリと冷やした超硬水を勢いよく飲む

水は飲み方も大事です。生体リズムを考えて1日の快便リズムを作るのです。便秘解消にまず大事なのは、起床してすぐに飲む水です。このときには、キリリと冷やした超硬水をいきおいよくゴクゴクと飲み干してください。

「キリリと冷やす」とは、水温10〜15℃くらいにすること。この水温の範囲にあるとき、水はもっともおいしく感じられます。冷蔵庫では水が冷えすぎます。野菜室で保管するのがよいでしょう。

飲む水の量は1〜2杯。ここはのどのかわきにあわせるとよいと思います。キリリと冷やした超硬水を勢いよく飲むことで、朝、乱れがちな腸の働きにスイッチが入ります。すると、朝食もおいしく食べられます。

快便には朝食も大事です。食べることで、胃腸が動き出すからです。「朝は食欲がない」とおろそかにしがちな人ほど便秘になりやすいものです。

朝食には温かいものを1つは入れてください。胃腸を温めてあげることで、蠕動運動がさかんになるからです。おすすめの一品は、具だくさんの味噌汁です。夕食に多めにつくっておけば、朝からつくる手間も省けます。「忙しくて朝から調理はできない」という人は、具だくさんの味噌汁をお椀いっぱい食べましょう。

食後30分もすれば、腸が活発に動きだします。よく体内時計をうまくコントロールしようと言いますが、快便リズムが全ての基本になっているのです。やがて蠕動運動がさかんになり、便意が起こります。その便意を逃さずに、トイレに行ってください。

ただし、それで思うように出なかったとしても、トイレに長居は無用。焦らずに、次の便意を待ちましょう。「ウンコがスッキリ出るまでは」と、長時間トレイに座っている人もいますが、これは禁物。肛門に不要な圧力がかかり、痔になりやすくなります。トレイでスマホをいじったり、本を読んだりする人ほど、痔になりやすいので注意してください。便秘と痔もとても関係があるのです。

つまり朝、自然な便意を活用して排便するには、遅くとも外出の1時間前には起床し、ゆったりとした気持ちで朝食を食べ、便意を待ってあげる習慣を築くことも大事です。

日中は超硬水を「ちびりちびり」と飲む

大切に育てている花壇があったとします。あなたは、どのように水やりをしますか？

a）土から水があふれるほど、いきおいよくジャブジャブと水をまく。

b）サッとまくだけで、水はあまり与えない。

c）花や葉、根っこをダメにしないよう気をつけながら、やわらかな水流で土全体が湿るように水をやる。

花壇の水やりは、便秘体質の人への日中の水の飲み方に共通するところがあります。

a）のように、いきおいよくジャブジャブと水を飲むと、腸内は水浸しになってしまいます。おなかが水でタプタプし、体内にうまくとり込めない状態です。せっかくよい水を飲んでもミネラルの吸収はうまくいかず、腸の働きをかえってとどこおらせてしまいます。体への吸収がうまくいかないぶん、大腸へそのまま流れる水も増え、下痢便のようなドロドロの便が出ることも増えるでしょう。

b）のような水の飲み方では、細胞はあっという間に水不足になってしまい、大便に使われる水分量が減ってしまいます。

c）が正解です。日中はこのように水を飲むことが、便秘解消には大事です。

具体的には、腸を水浸しにしないよう「ちびりちびり」と一口ずつゆっくり飲むこと。細胞一つ一つに水を行き渡らせるようなイメージです。細胞が十分に潤い、血流がサラサラとスムーズに流れてこそ、大便にも十分な水が回されることになります。

意識していただきたいのは、コップ半〜1杯ずつ「ちびりちびり」と飲むこと。そうやって超硬水を飲むことで、水分やミネラルを腸や体内の細胞に行きわたらせることができるのです。

便秘体質を解消する新習慣　その1

「サルフェート入り」の超硬水を
1日1・5リットル飲めば
便秘は6割改善する！

第2章

ダイエットフードにお金をかけるより「玄米」でやせなさい

～腸内細菌がどんどん排泄力をつける～

便の固形部分はほとんどが「腸内細菌」

健康な大便は、約60パーセントが水であることはお話しました。

では、他の部分は何でできているのでしょうか。

約20パーセントは腸内細菌とその死骸、約15パーセントは腸管からはがれ落ちた粘膜細胞、残りの約5パーセントは食べカスや有害物質などです。

つまり、大便の固形部分は、半分以上が腸内細菌になります。水が大便を太らせるものだとすれば、腸内細菌は大便の〝素材〟になるものです。大便の質、すなわち色やにおい、かたさなどを決めるのは、腸内細菌だということです。

私たちの腸内には、約200種100兆個という大変な数の細菌がすんでいます。彼らはただ腸にいるだけの無意味な存在ではありません。腸内細菌には、現代医療の限界を超える力があるとして、世界的な研究が進められているほどすごい存在です。

あなたが便秘体質を解消できるかどうかのカギは、彼らが握っているといって過言ではないでしょう。

「細菌」というと、私たちに感染症などの病気を起こす〝敵〟と考えている人が多いと思います。「バイキン」と、「不潔」というイメージを持っている人もいるでしょう。

しかし、これは誤解です。私たちの身の回りには、健康増進に働いてくれる細菌たちがたくさんいます。むしろ、よい働きをしている菌のほうが多いくらいです。その最たるものが腸内細菌です。

腸内細菌から見れば、私たち人は「宿主」となります。宿主とは、寄生生物に寄生される側の生物のことです。寄生生物と宿主は共生関係にあります。ともに助けあっていく存在なのです。

そんな腸内細菌と私たちの腸との関係は、こんな会話で表現できるでしょう。

腸…「腸内細菌ちゃん、私の栄養をわけてあげるから、ここにすんでいいわ。そのかわり、私の健康に役立ってね」

腸内細菌…「ありがとう！　ぜひ、大好物をちょうだいね。そうしたら、あなたの健康によいことをたくさんしてあげるわ」

こんな会話で表せるような共生関係を、あなたも私も腸内細菌と結んでいるのです。

腸内細菌が元気な人ほど大便は大きく、色は黄褐色で、においが少なく、味噌のようにほどよいやわらかさを持った良質な1本が出てきます。大便と言うのは何でできていると思いますか？　この色と匂いは、実は胆嚢《たんのう》から出る胆汁が元になっており、体の毒消作用として重大な役目を担っているのです。臭い、汚いといって、よもやおろそかにしてはいけませんよ。

そうした大便は、共生関係が非常にうまくいっていることの表れです。

人の9割は細菌でできている

腸は小腸と大腸からなり、長さは7〜8メートル、広さは約32平方メートルもあります。それを広げるとバトミントンコート1面分にもなります。

そこには、多種多様な腸内細菌が仲間たちと集落をつくって暮らしています。そんな腸内細菌叢《さいきんそう》は「腸内フローラ」と表現されます。細菌類が集落をつくって生息する姿は、まるで色とりどりの花が咲き誇るお花畑のような美しさなのです。

新たに侵入してきた細菌やウイルスなどに対しては、腸内フローラを形成している細菌たちがさかんに攻撃をくり返し、腸に居座ることを許しません。さまざまな細菌たちがいる腸ほど、なわばり争いは激しくなります。そんな腸内細菌の働きによって、私たちは風邪や食中毒を防ぐことができるのです。腸内フローラの美しさは、こうした腸内細菌類のなわばりを主張する性質のたまものともいえるでしょう。

反対に腸内フローラが貧弱で、なわばり争いが起こらないような状態にあると、人はいとも簡単に風邪を引き、食あたりを起こすのです。

腸内細菌たちは消化管のあらゆるところにすんでいますが、数は部位によって異なります。

胃は、胃酸が分泌されているために数は少ないものの、それでも約1０００万個いると推計されています。小腸上部（十二指腸、腔腸）、小腸下部（回腸）にはそれぞれ1０００億個の細菌がいます。大腸はもっとも多く、およそ1００兆個の細菌がいると考えられます。

これらを単純に合計すれば、1００兆2０００億1０００万個の腸内細菌がいることになります。ただ、ここではざっくりと、腸内細菌は1００兆個と表現することにしましょう。

なお、腸内細菌の種類と数は、人によって異なります。指紋のように、腸内フローラの組成は一人ひとり違うのです。つまり、あなたの腸内フローラは、世界中であなたの腸内だけでしか見られない唯一無二の〝お花畑〟なのです。

近年、人の腸内細菌叢を遺伝子解析する研究が進み、これまでの医学常識を覆す真実が次々と明らかになってきています。腸内フローラの組成には個人差があるというのも、遺伝子解析によってわかったことです。

また、人の体は「細菌が9割、人は1割」ともいわれます。

人体は約37兆個の細胞で構成されています。このうち、26兆個は赤血球で核（DNA）を持ちません。遺伝情報を持つ細胞は、約11兆個のみです。

これに対し、人体に生息するおよそ100兆個の細菌はすべて、それぞれに遺伝子を持っています。

つまり、人体における遺伝情報を持つ細胞は、細菌が9割を占めていることになります。この数字を見るだけでも、腸内細菌が宿主に日々与える影響の大きさがわかるでしょう。

悪玉菌も腸にとっては大事な存在

人の体は９割が細菌

ヒト共生細菌の分布、数

部　位	細菌密度	部位における細菌数
大腸	10^{11}	10^{14}（100兆）
歯垢（プラーク）	10^{11}	10^{12}（1兆）
唾液	10^{9}	10^{11}（1000億）
肌	$<10^{7}/cm^{2}$	10^{11}（1000億）
小腸上部※	10^{3}〜10^{4}	10^{11}（1000億）
小腸下部※※	10^{8}	
胃	10^{3}〜10^{4}	10^{7}（1000万）

※十二指腸、腔腸　※※回腸

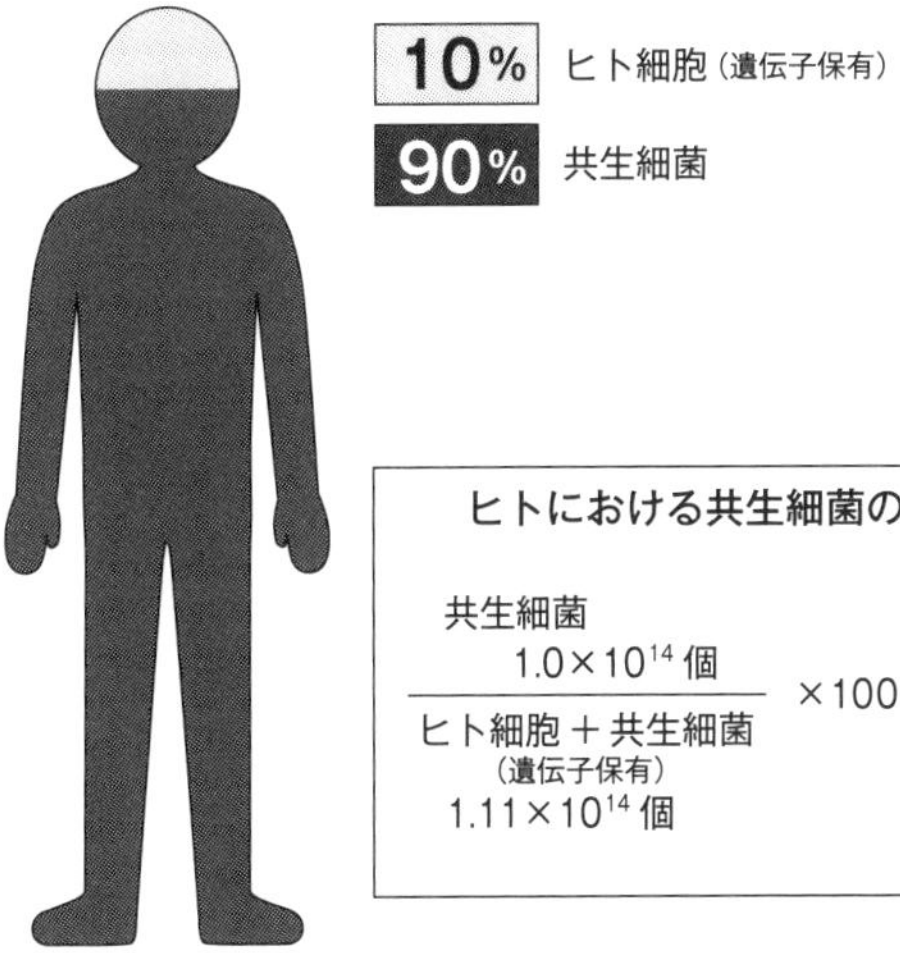

ヒトにおける共生細菌の占有率

$$\frac{\text{共生細菌}\ 1.0\times10^{14}\text{個}}{\text{ヒト細胞（遺伝子保有）}+\text{共生細菌}\ 1.11\times10^{14}\text{個}}\times100=\mathbf{90\%}$$

（出典）
『すこやかメッセージ』No.60:14, 2016冬号、貴家康尋博士監修、NPOレックス・ラボ発行腸内細菌は、「善玉菌」「悪玉菌」「日和見菌」という三つに分類して語られます。人の体によい働きをする「善玉菌」、悪さをする「悪玉菌」、優勢なほうに味方しやすい「日和見菌」です。

ただ、この3分類は、人間が自分たちの都合でわかりやすくグループわけしただけのものです。細菌たちは、自分が宿主にとって「善か、悪か」など考えてもいません。腸に入ってきた食べ物をエサにし、それをエネルギー源として自分たちの役目をひたすらにまっとうしています。

その共生菌たちの働きとは、本来、宿主の健康を助けるものです。宿主が病気になれば彼らの生息環境も荒れてしまいますし、宿主が死ねば、自らも生きていることができません。宿主の死は、細菌たちにとっても死を意味します。そのことを細菌たちはよく知っています。

だからこそ腸内細菌は、互いになわばり争いをしつつも、エネルギーのやりとりなどをしながら共生し、宿主の健康増進に役立つよう腸内環境を整えているのです。

これは「悪玉菌」と呼ばれてしまう細菌たちも同じです。悪玉菌たちも、実は私たちの健康増進に欠かせない存在なのです。

事実、その中には、人間の腸が消化できない食物繊維をエサにしてビタミン類を合成する菌や、病原性を持つ外敵がやってくると真っ先に排除に働く番兵のような菌、私たちの代謝を手助けしてくれる菌、他の細菌に栄養を提供する菌などがいます。

また、善玉菌と悪玉菌の関係は、縄張り争いをしながら腸内にて存在しているのですが、善玉菌の働きは悪玉菌がいてこそ活性化されます。たとえてみれば、子どもたちの育つ成長過程のようなものです。子どもは競争のない環境では貧弱になります。ライバルのいる環境にいて「負けてたまるか」と競争心を働かせてこそ、たくましく育つのです。

腸内細菌も同じです。善玉菌の働きを活性化させるには、ライバルである悪玉菌の存在が必要です。悪玉菌がいるから、善玉菌はなわばりをとられまいと働きを強化するのです。

ところが私たちは、彼らを「悪玉菌」といって一方的に悪者扱いします。なぜでしょうか。

悪玉菌も腸にとって大切な存在ですが、数が増えすぎてしまうと、困ったことを始めるからです。たんぱく質を分解して、アンモニアやニトロソアミン、フェノール、インドールなど人体にとって有害な物質を多く産生するようになってしまうのです。

悪玉菌が増えすぎた腸内フローラがつくる大便は、非常にくさく、色は黒っぽく、小さいという、便秘症特有のウンコです。悪玉菌は大便をつくるうえでも必要な菌ですが、異常に増えすぎてしまうと、それが〝素材〟となって、質の悪い大便がつくられてしまうのです。悪玉菌は、便秘体質の象徴のように思われるのはそのためです。

腸内細菌の数を増やせば便も太る

私たちが一方的に悪者扱いする悪玉菌は腸内フローラにとって必要な存在であり、本来「悪」とか「善」で区分すべき存在ではないのですが、唯一、増えすぎると病気を起こす原因になります。こういう理由で「悪玉菌」とありがたくない名前で呼ばれているのです。これが便秘体質の問題なのです。

そんな悪玉菌のふるまいをかえるのは、私たちが食べるものです。あなたの食べたものが、今日の腸内細菌たちのエサになります。どんなものを食べるかによって、腸内フローラの状態も、細菌数もかわってくるということです。それはつまり、大便の素材が違ってくるということです。

では、どんな食事が悪玉菌のふるまいを悪くするのでしょうか。

悪玉菌が有害物質をつくり出すのは、動物性の脂肪やたんぱく質をエサとして、数を異常に増やしたときです。脂身の多い肉料理、唐揚げやトンカツなどの揚げ物、生クリームたっぷりのケーキ、アイスクリームやチョコレート、コッテリしたスープのラーメンなど。これらは、みなさんの大好物かもしれません。でも、悪玉菌にとっても大好物であり、〝いい子〟を〝悪い子〟にかえてしまうエサとなります。

反対に、善玉菌や日和見菌のようなヤセ菌の数は著しく減ります。悪玉菌の数が増えすぎて異常に繁殖してくると、腸内環境が荒れ、生息しにくくなってしまうからです。その結果、腸内細菌の総数は全体的に減少し、腸内フローラの多様性は失われます。

同時に大便の量も減ります。大便の固形部分の半分以上が腸内細菌だからです。そうして、大腸菌ばかりが〝素材〟となった、小さくてくさい便秘体質の大便がつくられることになるのです。

では、悪玉菌には何を食べさせれば、ふるまいを〝いい子〟に保つことができるのでしょうか。それは、食物繊維です。食物繊維をメインのエサにしていると、悪玉菌は数を無用に増やすことがなくなります。病原性を発することもありません。体によい働きもたくさんしてくれるようになるのです。

しかも食物繊維は、善玉菌や日和見菌たちにとってもいちばんの大好物です。善玉菌や日和見菌の場合、食物繊維をエサとしていると、数を劇的に増やしていきます。そして、体によい働きをたくさんするようになります。

腸内バランスは「日和見菌7割（ヤセ菌少々多く、デブ菌少なめ）、善玉菌2割、悪玉菌1割」の状態にあるとき、もっとも良好に保たれることは、まえがきでお話しました。食物繊維をしっかりと摂取していると、自然とこのバランスが築かれるようになるのです。

そしてこのバランスが保たれているとき、腸内環境が整って細菌数も増え、良質で丸々と肥えた大便がつくられます。

便秘体質改善に「白米」は役に立たない

腸内細菌の勢力図は、食べるものによって日々変化しています。それは、速いスピードで起こります。食事を変えるだけで、24時間以内には変化が起こってきます。2週間もたてば、腸内環境はすっかり入れかわります。

ただし、このスピードはよくも悪くも同じです。食物繊維をしっかりとる食生活を始めれば、腸内フローラの状態はまもなく改善されますが、食物繊維の摂取量が減ると状態は悪化します。

腸内フローラの状態をよりよく保つには、主食を変えることです。1日3回食べる主食を変えれば、腸内環境は速やかに改善してくるでしょう。便秘症の人には、とくに重要なことです。

大事なのは、白米や白いパン、うどん、ラーメン、パスタなどをやめることです。

「そんなことをしたら、何を食べればよいのですか？」

と、反論が聞こえてきそうです。しかし、「白い主食」は、悪玉菌を〝いい子〟にする食物繊維をすっかりそぎ落としています。まず、主食を変えることで、腸内フローラの状態をよりよく保つような食事にしていくことができるのです。そうすれば、腸内環境は驚くほど速やかに改善してくるでしょう。

ここで一つ、私の質問に答えてください。

「あなたは何のために、食べるのですか?」

おなかを満たすために食べる。それは基本で大事なことです。

「食べるのが楽しみ」という人もいるでしょう。大好きな人と談笑しながら食事をすると、食事の最中からエネルギーが消費され、太りにくくなることがわかっています。「食事を楽しむ」というのは、人間にだけ許された高度な行為でもあります。

しかし、便秘に苦しむ人がいちばんに重視すべきは、

「腸内環境をよくするために食べる」

このことです。腸内細菌の数が増えれば、大便も大きくなります。腸には、総量にしておよそ2キログラムもの腸内細菌がいます。その死骸と、増えすぎてあふれてしまった生きた腸内細菌が、大便となって表に出てきます。食物繊維をきれいにそぎ落とした主食を食べていては、100兆個という大変な数の腸内細菌たちにエサを行きわたらせることができないのです。いくら食べても便秘の解消にはまったく役に立たないのです。

白い主食を食べすぎると腸が老化する

「白い主食をやめなさい」というのは、「腸内細菌のエサにならないから」という理由だけではありません。

白い主食は、腸の働きを老化させる一因にもなるのです。

人体の中で、もっとも早く老化が始まる臓器をご存じでしょうか。

それは、腸と腎臓です。いずれも排泄をつかさどる器官です。

私たちの体を形づくる細胞は、細胞分裂をくり返すことで、たえず新しいものに生まれ変わっています。その細胞分裂には、「P16」というたんぱく質が関係しています。

最近、このたんぱく質が「老化の指標」として注目されています。

P16は、細胞分裂を止める働きがあります。がん細胞は、細胞の周期が歯止めなく回り続けるのが特徴です。そうしてとどまることなく分裂し、無限に増殖していきます。ただし、P16が発生すれば分裂を止められ、がんの増殖は抑えられます。ですから、P16はがん抑制遺伝子の一つともいえます。

しかしP16は、正常細胞の増殖も抑えてしまいます。細胞分裂できない細胞が増えた組織や臓器は老化し、働きを滞らせ、やがて働きを止めます。そのため、「老化の指標」

ともなるわけです。

このＰ16がもっとも早く出現するのが、腸と腎臓なのです。

私たちにとって「食べる」ことと、「排泄する」ことは、生まれてから死ぬまで１日も欠かすことなく続けるもっとも大切な行動です。腸は、消化吸収と排泄という仕事を１日も休むことなく行い続けます。私たちが眠っている間も働き続けているのです。

たとえば過重労働は、人の心身にダメージを与えます。それによって生命力を減退させ、自ら命を絶ってしまう人も少なくありません。これと同じく、多くの働きを休む暇なく求められている腸は、細胞の死を迎えるスピードが非常に速いのです。

そんな腸をさらに疲れさせ、老化のスピードをますます速めてしまうのが、「白い主食」をおなかいっぱい食べることだったのです。

外見が老けている人は腸も老けている

なぜ、白米やパン、麺類などの白い主食、加えて砂糖などを大量に食べることが、腸の老化を速めるのでしょうか。

それらはブドウ糖など糖質の塊のような食べ物であり、食物繊維がそぎ落とされているからです。

食物繊維を失った、糖質が主栄養の主食や砂糖を食べると、血糖値（血液内のブドウ糖の濃度）が急激に上がります。小腸からのブドウ糖の吸収が非常に速いためです。

ただし、小腸はそれを自分のエネルギー源として使うために、消化吸収を急ぐのではありません。小腸がエネルギー源とするのは、小腸粘膜に吸収されたグルタミン酸です。

グルタミン酸はほとんどが小腸粘膜で代謝され、血中に入って腸以外の組織に届けられることはありません。それほど小腸粘膜は、グルタミン酸を必要としています。

一方、ブドウ糖をいちばんに欲しているのは、脳です。脳は、とっさの判断やストレス時の反応のように、瞬発的な活動の際、たくさんのブドウ糖をエネルギー源として使います。したがって、現在のようにストレスフルの社会にあると、脳はたえず大量のブドウ糖を要求するようになります。

ただし、糖をとり過ぎれば、脳細胞そのものを傷つけることは、多くの研究により証明されている事実です。それでもストレスを感じると、脳は快楽を求めて、あまいお菓子やパン、サンドイッチ、おにぎり、パスタ、ラーメンなどを欲します。

小腸は、脳のそんな強い欲求にしたがわざるをえません。糖質が入ってくると、脳の指令によって、自分の栄養にならないブドウ糖の吸収に真っ先に働かなければいけない状況に追い込まれるのです。

1日3食とも白い主食を食べ、その合間にスイーツやスナック菓子、せんべいなどを口にする生活は、より重たい仕事を腸に求めることになります。それが腸を老いさせるのです。

あなたのまわりを見回してみてください。

白いご飯や菓子パン、麺類、スイーツ、お菓子を好み、日々大量に食べている人が大勢いるでしょう。その人たちは、「美肌」とはいいがたい状態にあると思います。どこか体調が悪そうで、いつも疲れて見えはしないでしょうか。

外見は腸の状態を写す鏡です。外見が老けている人は、腸が老け、活動力が落ちている状態なのです。

玄米は腸の中をきれいにする

便秘の解消のためには、白米やパン、麺類を食べないほうがよいのだとしたら、何を主食とすればよいのでしょうか。

答えは、食物繊維をそぎ落としていない穀類です。お米なら玄米や五穀米、小麦粉なら全粒穀物を粉にした全粒粉、麺類なら十割そばです。

とくに玄米がおすすめです。「便秘体質から抜け出すのに消化の悪い玄米が本当にいいの？」と不思議がる人がいます。しかし、これは大間違いで、真逆。玄米が強い味方になります。

今、介護の現場でもっとも問題になっているのは便秘だそうです。全国の老人ホームや老人保健施設に暮らす高齢者の約7割が「下剤漬け」になっているといわれます。

日本でもっとも多く介護の現場を見ている一人に、NPO全国高齢者ケア研究会の委員長をしている泉田照雄さんがいます。泉田さんによると、介護を受けている人のほとんどが、数種類の下剤を分量を増やしつつ飲んでいるそうです。

泉田さんは、介護を受けている人が下剤に頼らない生活をできないかと問題解決に取り組みました。バナナや青汁など腸によいといわれる食品や、ヨーグルトなどの発酵食品を食べてもらったものの、効果はいずれも一時的でした。

ところが、玄米だけは効果が持続したのです。玄米を毎日食べるようになって、利用者が下剤を使わなくなった施設が、約20カ所にもなったそうです。

食物繊維には、水溶性のタイプと不溶性のタイプがあります。玄米に多いのは、不溶性の食物繊維です。

不溶性の食物繊維は、その名のとおり水に溶けないタイプです。ただ、吸水力が高く、水を含むと大きく膨らみます。繊維の力も強く、蠕動運動を起こす力に長《た》けています。そうした働きを持つ不溶性の食物繊維は、腸内の不要物や有害物質を絡めとりながら大便を大きく育て、なおかつ腸の働きを活発にしてくれるのです。

つまり、不溶性の食物繊維とは、腸の掃除屋です。腸をきれいにし、腸内細菌や免疫組織が活動しやすいように環境を整える力を持っています。それによって、腸内フローラは理想のバランスに整いやすくなります。

一方、その硬い食物繊維を消化し、ビタミン類などをつくり出してくれるのが、腸内細菌なのです。

玄米はダイエットにも疲労回復にも効く

玄米は、栄養も豊富です。かつて厚生省（現・厚生労働省）は「1日30品目を目標に」と提唱しました。これは白米を主食とした場合のものです。玄米を主食としていると、1日に必要なビタミンやミネラルの多くをとれるので、1日に30品目もそろえる必要がなくなります。人が健康であるために大事な栄養素のほとんどを摂取できるといわれるほどです。

とくにビタミンB群が豊富です。ダイエットや疲労回復には、ビタミンB群の働きが必要とされます。糖質をエネルギーにかえる際に使われる栄養素だからです。

エネルギーとして使われなかった糖質は、脂肪となって体に蓄えられます。それによって人は太ります。

また、糖質が十分にエネルギー変換されなければ、エネルギー不足になって疲れやすくなります。食事は毎日しっかりとっているのに、疲れがとれにくく、太りやすいという人は、ビタミンB群が不足しているのかもしれません。

日本人が白米を広く食べるようになったのは、江戸時代からです。ただし、当時も庶民は玄米。玄米を主食としていたからこそ、昔の日本人は副菜がほんのわずかであっても、農作業などの重労働を日々行いながら丈夫でいられたのでしょう。

反面、白米が主食となっていた江戸では「江戸わずらい」という病気が流行しました。脚気です。足のむくみやしびれ、全身の倦怠感、食欲不振などが主な症状で、最悪の場合、死にいたります。1910年代にビタミン不足が原因とわかり、治療されるようになりましたが、それまではたくさんの死者を出しました。

玄米とは、稲の果実である籾《もみ》から籾殻のみをとり除いたお米のことです。玄米から糠と胚芽をとり除き、胚乳のみにしたものが白米です。白米にすると、お米の持つ栄養素のほとんどがとり除かれ、糖質のみが残ります。「白い米」と書いて「粕（かす）」という漢字になります。「白米はおいしい」といいますが、白米はお米の粕を食べているのと同じことです。

なお、50歳を過ぎた体は、多くの糖質を必要としなくなります。50歳を過ぎて糖尿病になる人が増えるのは、若い頃と同じように1日3回も主食をとっていることが原因の一つです。とくに血糖値を急激に上げやすい白米は、50歳を過ぎた体には危険な食べものともなります。

一方、玄米は食物繊維をまとっているぶん、消化吸収に時間がかかり、血糖値を急上昇させる心配がありません。50歳を過ぎて「主食がないと、食べた気がしない」という人は、玄米ご飯をお茶碗に半分ほど食べるようにするとよいでしょう。

玄米は白米より炊くのがとってもラク

玄米をおいしく炊くには、ポイントが一つだけあります。それは、水にしっかりと浸けてから炊くことです。

夏場は8時間、冬は12時間を目安に浸水させてください。

自然界の食物は、天敵から身を守るため、一定の植物毒を持っています。非常に作用の弱いものですが、植物毒を持つことで天敵となる動物にすべてを食べつくされるのを防いでいます。とくに、実をまるごと食べる種子にはそれが多くなります。

これは玄米も同じ。その植物毒を消すために、浸水時間を長くとることが大事です。浸水時間をしっかりとれば、植物毒の心配はなくなります。

しかも、浸水時間を長くとると、炊き上がりがモチモチしておいしくなります。「玄米は硬いからヤダ」という人は多いのですが、それは浸水時間が短すぎるのだと思います。

この1点さえ守れば、あとは炊くのはとても簡単。白米のように何度も水を変えて研ぐ必要もありません。1回だけ軽くすすげば十分です。

つまり浸水時間だけきちんととれれば、玄米は白米よりずっと手間いらずなのです。

日本人が便秘体質になった証拠は大便の総貧弱化！

便秘に悩む人は、「なぜ私ばかり、ウンコのことでこんなに悩まなければいけないの！」と思っているかもしれません。

しかし、腸の研究者である私からすれば、現代日本人の大便は、ほとんどがなっていません。〝1億2000万人総排便障害時代〟といってもよいほど悲惨な状態なのです。だから安心してください。便秘体質に悩んでいるのはあなただけではありません。あなたの隣人も、少なからず思うような排便をできていないはずです。

私が〝1億2000万人総排便障害時代〟と現代を表現するのは、日本人の大便が総じて小さくなっているからです。

昔の日本人は実に立派な一本をしていました。戦後、日本人の生活は様変わりしましたが、ウンコも非常に大きな変化を遂げました。日本の伝統的な食生活を捨て、脂質、糖質、動物性たんぱく質の摂取量が多くなりました。反面、玄米から白米に変わり、食物繊維の摂取量は極端に少なくなったのです。

戦後直後の日本人の食物繊維の摂取量は、1人あたり1日27グラムでした。今では約半分の15グラム程度まで減っています。これにともない、ウンコの量も大幅に小さくなってしまったのです。

こんなエピソードがあります。

太平洋戦争中、米軍が日本軍の露営地跡を調べたことがありました。見ると、ウンコの量がやたらに多かったのです。そこから推定した日本軍の兵力は大変な数になり、米軍は恐れて、その場から撤退したということがありました。

しかし、実際の日本軍の兵力はそんなに多くはなかったのです。当時の日本兵のウンコはすごく大きく、400グラム近くありました。バナナ1本を100グラムとすると、なんとバナナ4本分にも相当する立派なウンコです。一方、戦地で肉ばかり食べていた米兵のウンコは、150グラム程度と小さいものでした。そんな貧弱な自分たちのウンコをもとに、米軍は間違えて日本の兵力を数えたのでした。

戦地という過酷な状況下でも、すばらしく立派なウンコをしていた日本人ですが、現在では、戦中の米軍と同じく150グラム程度に大便が小さくなっています。

腸と感染免疫学を専門とする私は、腸にすむ生物について研究するため、たくさんの大便のサンプルを集め、調べてきました。

以前、自炊をほとんどせず、お菓子ばかり食べているという若い女性の大便を我々の研究チームで調べさせてもらったことがあります。一般の方たちと比較すると大変小さく、彼女の大便量は80グラムしかありません。色は限りなく黒に近く、カチカチで、非常に強いにおいを放つという報告がありました。

さらに調査すると、悪玉菌ばかりで、善玉菌がほとんどいませんでした。

彼女も重度の便秘症で、排便は下剤に頼っているありさまでした。食物繊維をほとんどとっていないと、大便もどんどん小さくなっていくのです。

次ページに、大便の形状を示しました。私たちがめざすのは、「普通便」です。私が考える究極の大便とは、

「量はバナナ3本分（約300グラム）、便ぎれがさわやかで、練り歯磨きや味噌の固さ、

ブリストル便形状スケール

過度に遅い
（約100時間）

消化管の
通過時間

過度に早い
（約10時間）

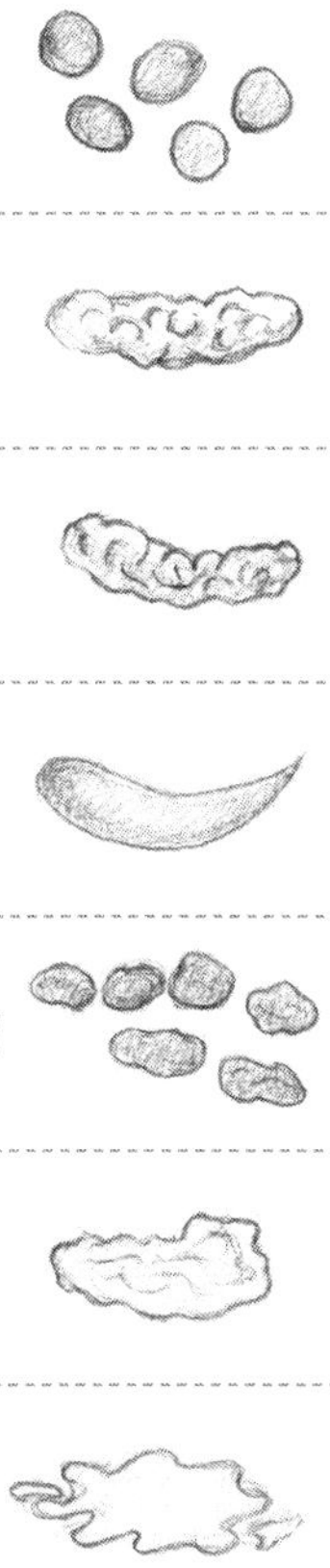

1	コロコロ便	硬くてコロコロのウサギのフン状の便
2	カタい便	ソーセージ状であるけれど硬い便
3	ややカタい便	表面にひびが入っているソーセージ状の便
4	ふつう便	表面がなめらか、やわらかいソーセージ状、またはヘビのようなとぐろを巻いた便
5	ややややわらかい便	ハッキリしたしわのあるやわらかな半分固形の便
6	ドロ状便	形がはっきりしない、ふにゃふにゃの不定形の小さい便。ドロ状の便
7	水様便	水様で固形物のない液状の便

便秘症の人に多いコロコロ便は、腸に100時間近くもとどまっていたもの。悪玉菌が、便秘でたまったウンコをエサにどんどん増加している状態。

・英国ブリストル大学で開発の世界基準
（2000-2014,Norgine group of companies. を参考に作成）

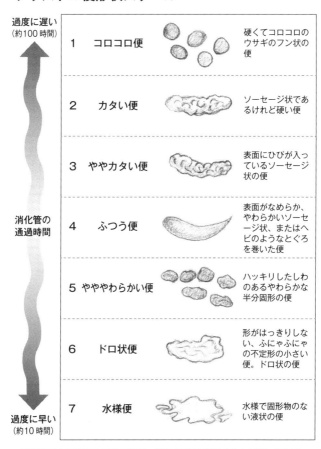

黄褐色で匂いはかすか、ゆっくり水に沈む」

このようなものです。こうした大便を毎日するには、食物繊維の力が必要なのです。

便秘体質を解消する新習慣　その2

「白い主食」は腸を老けさせる。
玄米を主食にすれば
2週間で便秘はよくなる！

第3章

快便体質になりたいならヨーグルトは「朝」食べなさい

～乳製品が便秘によいとはかぎらない～

「便秘解消にはヨーグルト」は本当か

「快便にはヨーグルトがよい」と考えている人は多いと思います。

でも、毎日食べているのに快便を得られないという人もいるでしょう。はたして本当に、ヨーグルトは腸によいのでしょうか。

ヨーグルトは、牛乳を「ビフィズス菌」や「乳酸菌」で発酵させてつくる食品です。ビフィズス菌や乳酸菌は、人の腸にもすむ善玉菌の代表的な種類です。一般には、ヨーグルトを食べると腸内のビフィズス菌や乳酸菌が増えて腸内環境がよくなり、快便になる、と語られています。

ただ、残念ながらこの解説は正しくありません。ヨーグルトを食べたからといって、そこにいる菌がそのまま腸にいつくわけではないのです。ヨーグルトにいるビフィズス菌や乳酸菌は、胃酸に弱く、ほとんどが腸に届く前に死んでしまいます。

そこで最近では、「菌が生きて腸まで届く」というヨーグルトが人気です。ただ、前にもお話したように、腸内フローラとは非常に強力ななわばり争いのもとに形成されています。外から入ってきた菌は、それがもともと腸内フローラにいるものでなければ、どんなに体によいものであっても、排除されてしまう運命にあるのです。

そうだとするならば、ヨーグルトを食べる意味はないのでしょうか。

この答えもNO。ヨーグルトはただ食べればよいのではない。快便に活かすためには、食べ方と選び方の大事な食品なのです。

そして、ヨーグルトを選ぶときの判断の基準となるのは、自分に合っているということ。そのヨーグルトが愛すべき「マイ善玉菌」の増殖を助けてくれるかどうかということです。

あなたにはあなたの「ユア善玉菌」がいる

今、私は「マイ善玉菌」と言う言葉を初めて使いました。自分に合ったヨーグルトを選び方を取り上げる前に、少し、「マイ善玉菌」のお話をさせてください。

私たちの腸には、赤ちゃんの頃からともに生きてきた乳酸菌やビフィズス菌などの善玉菌たちがいます。腸内フローラを善良に整えてくれる大切な菌たちです。私は彼らを「マイ善玉菌」と呼んでいます。

私の腸には私の「マイ善玉菌」がいますし、あなたの腸にはあなたの「ユア善玉菌」がいます。そのマイ善玉菌たちが、あなたの腸内フローラの主役です。彼らを大事に育ててあげれば、腸内環境はとても理想的なバランスに整えられます。特別な乳酸菌やビフィズス菌を摂取しなくても、免疫力はしっかりと強化できるということです。

乳酸菌は、いまだ発見されていないものも含めると、数十億個も存在すると予測されています。ビフィズス菌は、現在32種類に分類されていて、人の体内で確認されているのは約10種類です。

そうした善玉菌のうち、自らの小腸や大腸にどんな種類のものが何種類いるのかは、その人自身の因子によって違ってきます。乳児期に誰にお世話をしてもらったかなどの環境因子によっても違ってきます。

たとえば、主に母親に育てられた人は、母親が持つ乳酸菌叢によく似たマイ乳酸菌を持っています。主に父親に育てられた人は、父親の乳酸菌叢に似るようになります。おばあちゃん子だった人は、おばあちゃんの乳酸菌叢を主に受けついでいます。

ヤクルト研究所は「母親のビフィズス菌が子どもに受け継がれる」という研究結果を

報告しています。子どものビフィズス菌の遺伝子分布が、母親の持つビフィズス菌のものと一致していることがわかったのです。腸内細菌の組成を決めているのは、生まれた直後に接触した人が持っていた菌であるという研究報告も発表されています。

なぜ、マイ善玉菌は保育者など周囲の大人の影響を受けるのでしょうか。

母親の胎内にいる赤ちゃんは、完全なる無菌です。それが出産とともに、雑菌だらけの世界に飛びだしてきます。

そうした世界で健康に生き抜くには、雑菌たちと仲よくしなければいけません。そこで、身の回りの細菌を腸や口内、皮膚にまるでスポンジのようにとり込みながら、菌たちの力を借りて免疫力を高めていくのです。

ただし、いつまでも新しい菌を受け入れていては、腸内環境を成熟させていくことができません。そこで免疫機能の基礎がだいたいできあがるおよそ生後1年の頃、体は菌の新たな受け入れを終わりにします。

つまり、私たちの腸内フローラを形成する腸内細菌の種類は、生後1年のうちにふれあった中から選ばれたものということになります。この種類が多様性を持っていると、腸内フローラは頑強のものとなり、便秘もしにくく、免疫力も強くなる、という土台が築かれます。

反対に、潔癖症の親に育てられ、「バッチイからダメよ」と菌から守られて育てられてしまうと、腸内フローラを構成する菌の種類は減ってしまいます。それはすなわち、免疫力が弱いために風邪をひきやすく、アレルギー性疾患になりやすい土台が築かれることになるのです。そうした腸の持ち主は、腸内細菌のエサになるものをとくに意識して日々食べておかないと、すぐに便秘を起こしやすくなります。

乳酸菌は、酸素のある環境でも生息できる菌で、人や動物の腸内のほか、自然環境にも広く生息しています。多くの人とふれあい、身の回りのものをペロペロとなめることで、摂取できる善玉菌です。たくさんハイハイし、その手足をペロペロいっぱいなめた子ほど丈夫に育つのは、乳児期にさまざまな種類の乳酸菌を腸にとり込めたからです。

一方、ビフィズス菌は酸素がある場所では生きられない性質を持ちます。主な生息場所はヒトや動物の腸内です。ですから、マイビフィズス菌の種類を豊かにするには、赤ちゃんの頃にたくさんの大人とスキンシップをし、チュッチュッとしてもらうことが大事だったのです。

愛すべき「マイ善玉菌」を選ばなければ意味がない

腸の粘膜は、腸上《じょう》皮《ひ》細胞《さいぼう》という細胞にびっしりと覆われています。腸上皮細胞からは、ムチンと呼ばれる粘液が分泌され、腸の表面に粘液層をつくっています。これをムチン層と呼びます。

乳酸菌などのマイ善玉菌は、このムチン層にくっつき、腸の表面を酸性にします。

一方、外から侵入してきた病原体や有害物質も、ムチン層にくっつき、そこから上皮細胞のすき間に入り込んで、体内に侵入しようとします。

けれども、ムチン層が酸性に保たれている場所には、外敵はくっつくことができません。病原菌の多くは酸性の場所では生きることができないからです。

ムチン層にくっつけなかった病原菌や有害物質などは、体内で悪さすることなく、大便となって腸から排出されます。

また、腸内細菌の中には、増殖しすぎると悪さを始める悪玉菌たちがいます。悪玉菌たちも、酸性の場所では数を増やせず、病原性を表さないこともわかっています。

しかも、乳酸菌の細胞壁にはとても強い免疫増強因子があります。それが免疫細胞を刺激すると、免疫細胞たちは元気に働き出します。腸にいて乳酸菌が活発に働いていると、自ずと病気が防がれるのです。

ただし、このムチン層は、そこで生息できる乳酸菌も選びとっています。ムチン層は、A型の人ならA型の血液型物質から、B型の人ならB型の血液型物質からできています。この血液型物質によってそれぞれ相性のよい乳酸菌の種類があり、その菌だけがムチン層にくっつくことができるのです。

反対に、相性のよくない乳酸菌は、たとえ質のよい乳酸菌であったとしても、くっつくことはできません。

加えて、白血球の形や体質、生活環境などによっても、ムチン層は変わってきます。私たちの腸に息づくマイ善玉菌は、そうしたムチン層にすみつくことを許された優秀な菌たちなのです。

ですから、せっかくヨーグルトを食べるならば、愛すべきマイ善玉菌の増殖を助けてあげられる製品を選びたいものです。

では、マイ善玉菌を増やすため、自分にあったヨーグルトを探すにはどうしたらよいでしょうか。

一つのヨーグルトを食べ始めたら、それを短くとも2週間は食べ続けてみることです。それによって便通がよくなれば、あなたのマイ善玉菌に適しているといえるでしょう。便通が改善されなければ、違うヨーグルトを同じように試してみるとよいと思います。ただし、乳糖不耐症《にゅうとうふたいしょう》で下痢を起こしては大変なので、1日に100グラムという適量は守ってください。

私たちの腸にはたくさんの種類の善玉菌がすんでいますが、ヨーグルトにいる善玉菌の種類は1～2種類ほど。どのヨーグルトが自分にあうかは、個人によって違ってきます。高価なものがよいというわけでもありませんし、安価なものはダメというわけでもありません。

大事なのは、あなたのマイ善玉菌のエサになるかどうか。その1点なのです。

日本人の8割は牛乳が体に合わない

日本人の8割は、牛乳に含まれる乳糖を分解する酵素を持っていません。日本にはもともと牛のお乳を飲む食文化はなく、日常的に口にするようになったのは戦後です。乳製品を古来とり続けてきた民族の人たちには健康に活かせても、私たち日本人の体にはうまく適さないのです。

ご自身を含め、牛乳を飲むと下痢や腹痛を起こす人々を身近に見たり聞いたりしたことがある日本人は少なくないでしょう。これはその人たちが乳糖を分解する酵素を持たないために起きる症状で、これを「乳糖不耐症」といいます。

それはヨーグルトが牛乳からつくられた発酵食品だからです。

ヨーグルトは牛乳を原料としますが、発酵させているぶん、日本人の腸にも適応しやすいともいわれますが、これは人によると考えています。「ヨーグルトを食べると快便になる」と感じている人の中には、もしかしたら乳糖不耐症で便がゆるくなっているケースもあるかもしれません。

ヨーグルトを食べると、決まって下痢になる、おなかがゴロゴロしたり痛くなりやすいという人は、ヨーグルトを快便に活かせない人です。こうした人は、ヨーグルトを食べてはいけません。

また、「ヨーグルトが好きではない」「食べたいと思わない」と感じる人も、無理して食べることはないでしょう。乳糖の分解酵素を持っておらず下痢を起こしやすいことを、

「好きではない」という感情で体が教えてくれているのかもしれません。

一方、ヨーグルトが大好きで毎日でも食べたいという人もいるでしょう。こうした人は、食べるとよいと思います。快便に活かせるタイプの人と考えられます。

ただし、日本人の8割が乳糖の分解酵素を持たないことを考えると、一度に大量に食べるのはやめておきましょう。1度に食べる適量は約100グラム。400グラム入りの大パックならば、1日に食べる適量は4分の1です。便秘を早く治したいからといって、大パックを1度にすべて食べるようなことをしてはいけません。

なお、日本には古来から食べ続けてきた発酵食品がたくさんあります。そのうち、味噌やぬか漬けにも乳酸菌が多く含まれます。しかも、これらの乳酸菌は植物で育っています。植物性の乳酸菌は動物性のものよりも胃酸に強く、腸に生きて届きやすいことがわかっています。こうした日本古来の発酵食品を食べることこそ、実はもっとも効果的なシンバイオティクス（腸内環境改善）です。

ヨーグルトが体質に適さない人は、昔ながらの製法でつくられた、菌が生きている味噌やぬか漬けを、毎日食べるようにするとよいと思います。

ヨーグルトは〝生きた菌〟より〝菌の分泌物〟が大事

現在は「予防の時代」ともいわれます。

「予防に勝る治療なし」ともいいます。病気になってから医者にかかるより、病気になる前からそれを防ぐ手立てを講じていく。そんな予防医学の大きな方法として、健康に役立つ微生物を使って、腸内環境を管理する研究が進んでいます。

つまり、ビフィズス菌や乳酸菌などの善玉菌が優勢となる理想的な腸内フローラをつくり、健康を増進させるための研究です。

その研究でわかったことは、「生きた細菌類」を用いて、乱れた腸内フローラを正しい環境に保つことの重要性です。この方法を「プロバイオティクス」といいます。

具体的には、生きたビフィズス菌や乳酸菌の入った食品を食べる方法です。一般に知られているのは、ヨーグルトや乳酸菌飲料を食べることでしょう。

しかし、先ほどもお話したように、ヨーグルトや乳酸菌飲料にいる菌は、胃でほとんどが死んでしまいます。腸に届く菌は、よくて1割と考えてよいでしょう。

だからといって、ヨーグルトや乳酸菌飲料に意味がないというのではありません。実は、ヨーグルトや乳酸菌飲料は、菌そのものより、菌の分泌物が大事なのです。

菌の分泌物は、自分の種族を繁栄させるための栄養物となります。牛乳の中でビフィズス菌などの善玉菌がどんどん繁殖し、発酵していく過程で分泌物が出され、それがまた仲間の菌たちを増やすエサになるのです。

腸が喜ぶヨーグルトの選び方2——

高価なヨーグルトを毎日食べ続けられますか?

菌の分泌物は、仲間の菌にとって最高のエサです。

このように、善玉菌のエサとなる物質を使って腸内フローラを整えようとする方法を「プレバイオティクス」と呼びます。ヨーグルトを食べることを「プロバイオティクス」(生物の共生が語源)という人がいますが、それはむしろ「プレバイオティクス」の意義が強いといえるでしょう。

なお、善玉菌のエサとなるのは、仲間の分泌物以外にもあります。たとえば、第2章でお話した食物繊維をとることは、もっとも重要なプレバイオティクスといえるでしょう。

現在では、さらに革新的な考え方が登場しています。プロバイオティクスとプレバイオティクスを組み合わせて行う方法です。これを「シンバイオティクス」というわけです。「生きた善玉菌」と善玉菌のエサになるものを同時に腸に入れるという方法です。

最近、生きたまま腸に届く乳酸菌「L・カゼイ・シロタ株」が発見され、研究が進められています。この菌でつくったヨーグルトや乳酸菌飲料も人気であり、それらはシンバイオティクスを代表する食品ともいわれています。

ひとことで乳酸菌といっても、種類は実に多く、生きたまま腸に届く生命力の強い乳酸菌もなかにはいます。L・カゼイ・シロタ株はその一種です。

この菌の特徴は、単に整腸作用にとどまらず、人の体の免疫細胞に作用して、活発に働くことがわかっています。免疫とは、病気を防ぎ、治すための体に備わったメカニズムのことです。この力が強ければ病気をしにくく、老化のスピードもゆるやかになります。

実は、免疫力の約7割は腸でつくられます。腸は、人体最大の免疫器官でもあるのです。

人が本来持つ免疫力は、20歳代の半ばでピークを迎えます。その後は、本人が努力を怠れば、加齢とともに低下していく一方です。また、ストレスや不規則な生活、タバコや暴飲暴食、栄養バランスの偏った食習慣などによっても、免疫力はどんどん落ちていきます。腸内環境を著しく荒らす便秘も、免疫力を低下させる一因です。

ですから、私たちは日頃から自分自身の免疫力を鍛えていくことが大事です。

また、L・カゼイ・シロタ株は、がん細胞の増殖や発生を抑えたり、発がんリスクの低減に役立ったりなど、総合的な抗がんパワーを発揮すると期待されています。

ただ、私はL・カゼイ・シロタ株のような「生きて腸に届く菌」がつくったヨーグルトなどは食べていません。「生きて腸に届く菌」のヨーグルトは少々高価ですよね。牛乳由来の発酵製品が少々苦手という理由だけではなく、ケチな私にはもったいなく感じられてしまうのです。

しかも、先ほどもお話したように、外から入ってきた菌は、もともと腸にいる仲間の菌でなければ、どんなによいものであっても、腸内フローラに排除される運命にあります。

もちろん、その菌が腸にいる間は、善玉菌と免疫系の活性化に働いてくれます。人が食べたものが大便になって排泄される時間は、約30～68時間です。つまり、「生きて腸に届く菌」の効果を持続して得ようと考えると、1回食べただけではダメで、毎日食べ続ける必要があるのです。

ちなみに、便秘症の人は、食べたものが大便になって排泄されるまで、100時間を超えることもあります。その腸は悪玉菌優勢になっているため、よい菌の影響を受けにくい状態にあります。良質のヨーグルトを数日食べただけでは、効果をほとんど感じられないでしょう。少なくとも2週間以上は毎日食べ続けることです。

腸が喜ぶヨーグルトの食べ方1――朝に食べると快便体質になる効果あり

ヨーグルトを快便体質に活かしたいならば、食べる時間帯も大事です。

便秘解消にもっともよいのは、「朝食」や「朝食後」です。朝にヨーグルトをとると、腸が刺激を受けて活発に働きだすためです。これは、自律神経の働きと関係しています。

私たちの体の臓器は、自律神経に支配されています。

自律神経とは、本人の意志と関係なく動く神経で、主に内臓の働きを調節しています。

心臓を動かし、体温を調節するなど、生命の基本的な働きを整えている神経です。腸の働きも、自律神経に支配されています。

自律神経には、交感神経と副交感神経があります。

この2つの神経はリズムを持ちながら、互いに拮抗して働いています。交感神経は活動時に、副交感神経は休息時やリラックス時に働くというのが、主なリズムです。

ところが胃腸だけは、これに反します。胃腸は食後だけでなく、人が眠っている夜間に活発に働きます。腸は、免疫力の約7割をつくっていることはお話ししました。夜間に活発に働くことで免疫機能を活性化させ、病気の芽を摘み、あるいは病気を治すように働いているのです。

反対に、腸の状態が悪化していると、腸は免疫システムを十分に働かせられません。そこから病気が生じます。「病気は夜起こる」とよくいうのは、腸と自律神経の働きが関係していたのです。

便秘体質の解消にも、自律神経の働きが重要です。副交感神経が活発に働く夜間、腸管の蠕動運動も活発化し、大便を押し出す力も強まります。そうして大便は、肛門手前の直腸まで届けられています。

しかし、人が起床して交感神経が活発になると、胃腸は休息に入ろうとします。胃腸が休んでしまっては排便できません。大便を外に出すには、起床後の〝ひと押し〟が大事です。それには胃腸に刺激を与え、蠕動運動を活発にすることです。

そのために大事なのは、起床後には水を飲み、いつもと同じ時刻に朝食を食べて、胃腸を目覚めさせることです。

ヨーグルトも、胃腸にとってよい刺激になります。ひんやりと冷え、乳酸菌やビフィズス菌などの善玉菌をたっぷりと含むヨーグルトは、腸管に排便の〝ひと押し〟をする刺激剤となってくれるでしょう。

腸が喜ぶヨーグルトの食べ方2——ヨーグルトはプレーン生タイプがよい

ヨーグルトには、加糖タイプ、無糖タイプ、低脂肪タイプがあります。

便秘体質解消によいのは、無糖タイプです。「プレーン」とも呼ばれていますね。

プレーンタイプが腸によいのは、牛乳を発酵させただけの「生」の状態だからです。

そこには、乳酸菌やビフィズス菌などの善玉菌がたくさんすんでいます。菌の数は、ヨーグルトの種類にもよりますが、100グラム中10億～100億個もいるともいわれます。

一方、加糖タイプは、「無糖タイプは酸っぱくて食べにくい」という人のために、あらかじめ甘みがたされたものです。食べやすくするのはよいことですが、その甘味が何でつけられているのかが問題です。購入に際しては、この点を確認しましょう。

加糖タイプに多いのが、人工甘味料を使っている商品です。人工甘味料とは、砂糖よりも非常に強い甘みを感じられるように人工的に製造された食品添加物です。砂糖よりも安価であるため、近年、加工食品の多くに使われるようになってきました。

たとえば、日本の加工食品に多用されているものに、フルクトースコーンシロップがあります。これは1970年代に入り、アメリカにて砂糖の代用品として生産されるようになった甘味料です。トウモロコシが原料のこの甘味料は、甘さが砂糖の6倍もあり、簡単に安く製造でき、熱に強く、変質しにくいのが特徴です。

ただしフルクトースコーンシロップは、ブドウ糖に比べてAGE化するスピードが10倍も速いことが、最近の研究によりわかってきました。

AGEとは、日本語では「終末糖化産物」と訳されます。糖化とは、たんぱく質にブドウ糖が結びつき、劣化する反応のことをいいます。糖化したたんぱく質は、もとの働きをできなくなった、まさに〝ゴミたんぱく〟です。そんな成れの果てが、ＡＧＥです。もともときれいだったたんぱく質が、砂糖をまぶし熱を加えられてベトベトの状態になったような物質です。

このＡＧＥは老化の元凶です。ＡＧＥが体内に蓄積すると、肌のたるみやくすみ、骨《こつ》粗鬆症《そしょうしょう》などを起こすだけでなく、認知症や糖尿病、がんなどの原因になると報告されているのです。

フルクトースコーンシロップは、加工食品の原材料欄に「果糖ブドウ糖液糖」「高果糖液糖」と記載されています。ヨーグルトを腸の健康のために食べているつもりが、腸の細胞をＡＧＥ化させてしまうのだとしたら、何のために口にするのかわからなくなります。

また、加糖ヨーグルトに使われる甘味料には、「スクラロース」「アセスファムＫ」などもあります。

スクラロースは、砂糖の約６００倍の甘みを持ち、エネルギー量もゼロのため、「糖質ゼロ」をうたう加工食品などによく使われます。アセスファムＫは砂糖の約２００倍もの甘みを持ちます。メーカー側にとっては非常に使い勝手のよい人工甘味料ですが、これらは化学物質の一種であり、人体には「異物」です。免疫システムの混乱を引き起こすことも心配されている甘味料です。

一方、低脂肪タイプのヨーグルトはどうでしょうか。

ヨーグルトは食べたいけれど脂肪分が気になる、という人には、嬉しいタイプに感じられるでしょう。ただ、低脂肪ヨーグルトは、脂肪分を減らすために肝心のヨーグルトの量を減らしてつくっています。それはつまり、そこにいる善玉菌の量が大幅に減らされることを意味します。当然、善玉菌の分泌物も減っているでしょう。それならば、プレーンのヨーグルトの量を半分にして食べたほうがずっとよいと思います。

腸が喜ぶヨーグルトの食べ方3――

ヨーグルトとハチミツは快便のゴールデンコンビ

プレーンタイプのヨーグルトは、「酸っぱくてそのままでは食べにくい」という人も多いでしょう。その場合には、加糖タイプを食べるのではなく、ご自身で甘味をたすのがいちばんよい方法です。

そのとき、ヨーグルトに何をかけますか？　それによって、マイ善玉菌の活動力が違ってきます。

実は、乳酸菌やビフィズス菌などの善玉菌は、オリゴ糖が大好物です。オリゴ糖をとることも、プレバイオティクスの実践法の一つです。プレーンヨーグルトとオリゴ糖を一緒にとれば、より効率的にマイ善玉菌を増やすことができるでしょう。

オリゴ糖は熱や酸に強く、胃酸や消化酵素によって分解されず、腸まで到達しやすい特性を持っています。オリゴ糖を飲んで腸内細菌叢の変化を見ると、摂取前には17・8パーセントだったビフィズス菌は、摂取一週間後には38・7パーセント、2週間後には45・9パーセントにもなっていたという研究報告もあります。

ただし、オリゴ糖の摂取をやめると、1週間でほぼ前の数値に戻ってしまったとのことです。つまり、オリゴ糖を快便に活かすためには、とり続けることが大事だということです。「継続は力なり」ということですね。

オリゴ糖は、液体に加工されたものも販売されています。こうしたものを購入する際には原材料欄を確認し、人工甘味料や保存料、酸味料、香料などの食品添加物を含まないものを選びましょう。ラベルもよく読み、オリゴ糖が100パーセントに限りなく近く、原料のはっきりとしているものを選ぶことです。

なお、私のおすすめは、はちみつです。はちみつにもオリゴ糖が含まれます。しかも、整腸効果や美肌効果、免疫増強効果の高い成分も豊富です。

便秘体質で悩んでいる女性にとって、ヨーグルトとハチミツは、便秘やそれにともなう不調をやわらげるゴールデンコンビです。

腸が喜ぶヨーグルトの食べ方4――〝市販のフルーツヨーグルト〟は食べない

オレンジなどの柑橘類、バナナ、リンゴ、いちご、キウイなどは、不溶性の食物繊維であるペクチンが豊富です。こうした果物と一緒にヨーグルトを食べると、快便効果も高まります。

「朝は食欲がない」という人は、ヨーグルトに刻んだフルーツとハチミツをかけて食べるのもよい方法です。

不溶性の食物繊維は、腸の掃除屋であることはお話しました。水分を吸収して数倍から数十倍に膨らみ、腸の中の不要物をからめとりながら、大便を大きく育ててくれます。しかも、腸の蠕動運動を活発化させてくれるので、朝の排便力を高めるうえで効果的な栄養素です。

なお、「朝のフルーツは金、昼は銀、夜は銅」といいます。果物は、ビタミン類を豊富に含む一方、糖質も多い食べ物です。その糖質をぜい肉にかえないためには、果物は朝に食べ、夜には控えることです。

では、市販のフルーツ入りのヨーグルトは腸によいのでしょうか。

最近では、さまざまな果物を使ったバリエーション豊かなヨーグルトが販売されています。ですが、私はおすすめしません。

一つめの理由は、ヨーグルトを加工しているため、善玉菌の数も分泌物の量も減ってしまっていることです。プレーンタイプよりも快便効果は低いと考えられます。

二つめの理由は、食品添加物を含むことです。たとえば、フルーツ入りのヨーグルトの大半には香料が使われています。香料は、どんな原料からつくられているのかを、メーカーは公表しなくてよいことになっています。

たとえば、イチゴの香りがする香料であっても、それがイチゴからつくられているとは限りません。安価に製造するために、化学物質が使用されていることもあります。化学物質は、腸の細胞を劣化させる一因になります。

果物と一緒にヨーグルトを食べたいならば、生の果物を使うこと。これを鉄則としていきましょう。

腸が喜ぶヨーグルトの食べ方5――

「切り干し大根ヨーグルト」でがんこな便秘が解消!

ヨーグルトを使った快便食を紹介しましょう。

それは、「乾物ヨーグルト」です。通常、乾物は水で戻しますが、ヨーグルトに一晩漬けて戻し、乾物もヨーグルトも一緒に丸々食べるという方法です。料理番組や雑誌などで紹介されていたのを見た人もいるでしょう。

「なんて斬新な料理法なのだろう。本当においしいのだろうか」

と、思ってしまうところですが、ヨーグルトの水分が乾物に吸いとられるぶん、ヨーグルトの部分がクリームチーズのような濃厚さでとてもおいしくなっています。

使用する乾物は、ひじきや豆類以外ならばなんでもOK。乾燥ひじきは、ほんのわずかですがヒ素を含むため、水で戻し、その水を捨てることが料理の原則です。

乾燥豆類は、水で戻しただけでは硬く、そのあとに茹でたり煮たりする必要があります。それではヨーグルトがすべてとれてしまいます。こうした乾物も不向きです。

いちばんのおすすめは、切り干し大根です。「煮物以外、料理法が思いつかない」という人も多いと思いますが、この食材は食物繊維の宝庫です。安価であるうえ、ほとんどが国産です。快便をめざすならば、毎日でも食べていきたい食材の一つです。

しかも、切り干し大根は、天日干しにして太陽の光をたっぷり浴びてつくられていて、もとの大根よりも栄養価が増しています。カルシウムや鉄分、カリウム、マグネシウムなどのミネラルやビタミン類が凝縮しているうえ、不溶性食物繊維も増量しています。1食分（10グラム）で約2・1グラムもの食物繊維を摂取できるのです。

そんな切り干し大根も、水で戻すと、せっかくの栄養が水に流れ出てしまい、健康作用が減ってしまいます。しかし、ヨーグルトに一晩漬けてつくる「切り干し大根ヨーグルト」ならば、ヨーグルトも切り干し大根も、そのまますべて食べることができます。

では、切り干し大根ヨーグルトは、どのようにして食べるとよいでしょうか。

切り干し大根ヨーグルトのつくり方

材料

切り干し大根：10 グラム、プレーンヨーグルト：100 グラム、
ハチミツまたはオリゴ糖：お好みで

つくり方

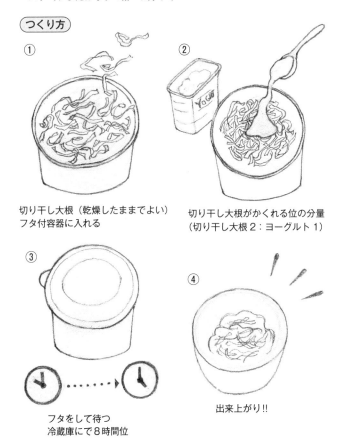

①

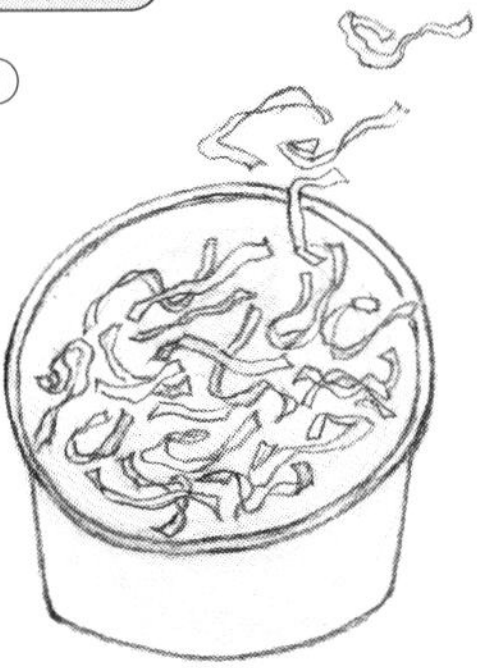

切り干し大根（乾燥したままでよい）
フタ付容器に入れる

②

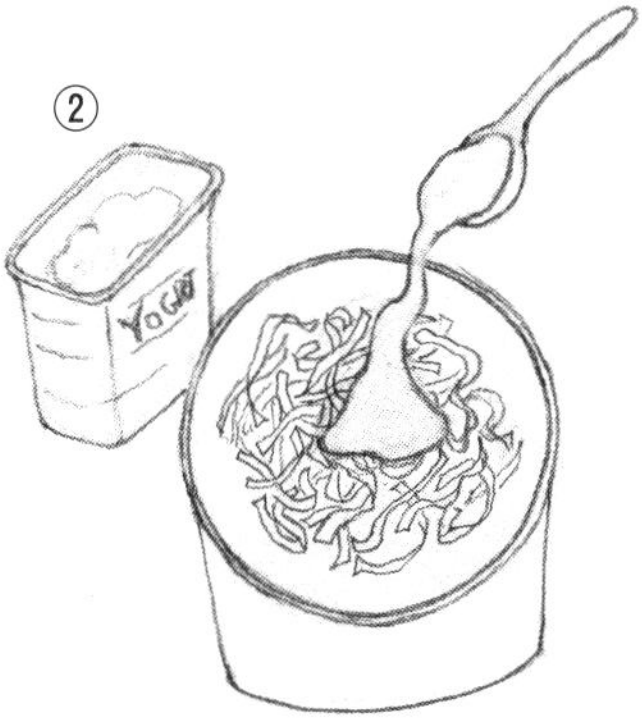

切り干し大根がかくれる位の分量
（切り干し大根 2：ヨーグルト 1）

③

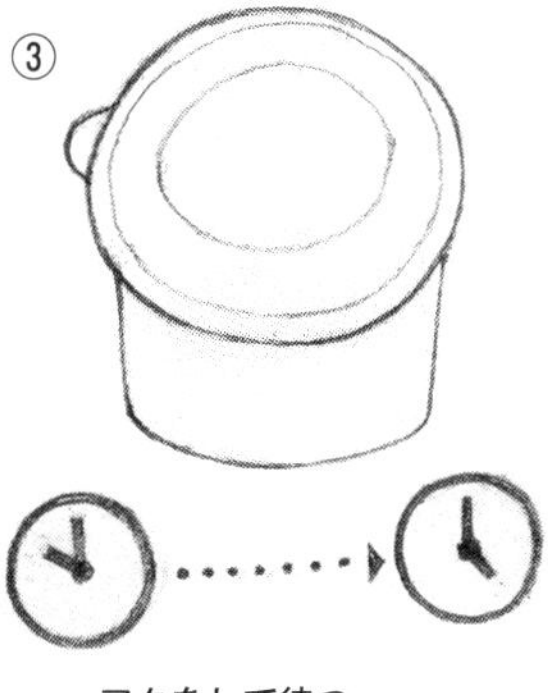

フタをして待つ
冷蔵庫にで 8 時間位

④

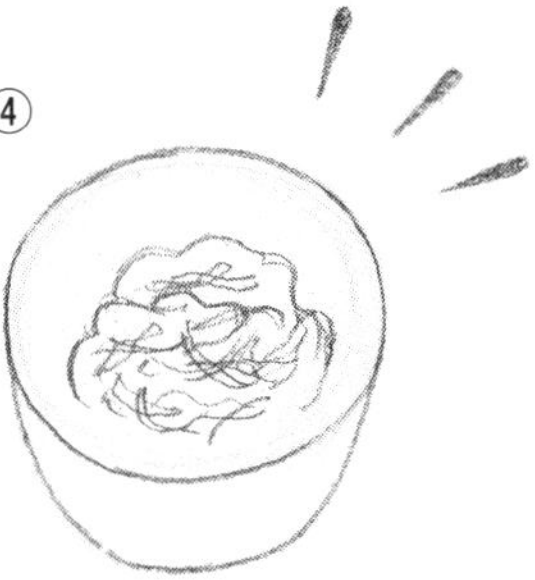

出来上がり!!

いちばん簡単なのは、オリゴ糖やハチミツをかけてそのまま食べる方法。切り干し大根のシャキシャキ感とヨーグルトの濃厚な味わいによって、食べごたえのある一品です。「朝食にはこの一品で十分」と感じる人も多いでしょう。簡単につくれますし、夜にセットしておけば朝そのまま食べられるので、朝を慌ただしく過ごしている人にもおすすめです（つくり方は125ページ）。

料理に使うのもよいでしょう。サラダに使ったり、調味料で味付けをしてしゃぶしゃぶ肉にかけたりなど、アレンジすればとてもおいしい料理ができると思います。なお、料理に使う場合には、水っぽさを減らすため、切り干し大根の量を増やすか、ヨーグルトの量を減らすかして、調整してください。

また、ドライフルーツを一晩ヨーグルトに漬ける「ドライフルーツヨーグルト」もおすすめです。プルーンやレーズン、マンゴーなどお好みのドライフルーツを数種類粗く刻んでつくれば、より便秘解消効果の高い一品になるでしょう。

私の知人の女性に、切り干し大根ヨーグルトを2週間食べ続けてもらいました。

3日後には黄金色のとてもよい大便が出て、それからは毎朝排便できるようになったとのこと。小学生の頃から便秘がちだった彼女にとって、毎朝排便できるという変化は

水戻しよりヨーグルトで戻すと栄養価段違い！

水戻しにくらべて、ヨーグルトで戻すと栄養価が大幅アップ。注目したいところは、水で戻すと失われてしまう、カリウムやビタミン群といった水溶性の栄養が無駄なくとれるところです。

切り干し大根の水戻しとヨーグルト戻し（各100グラム）の栄養比較グラフ

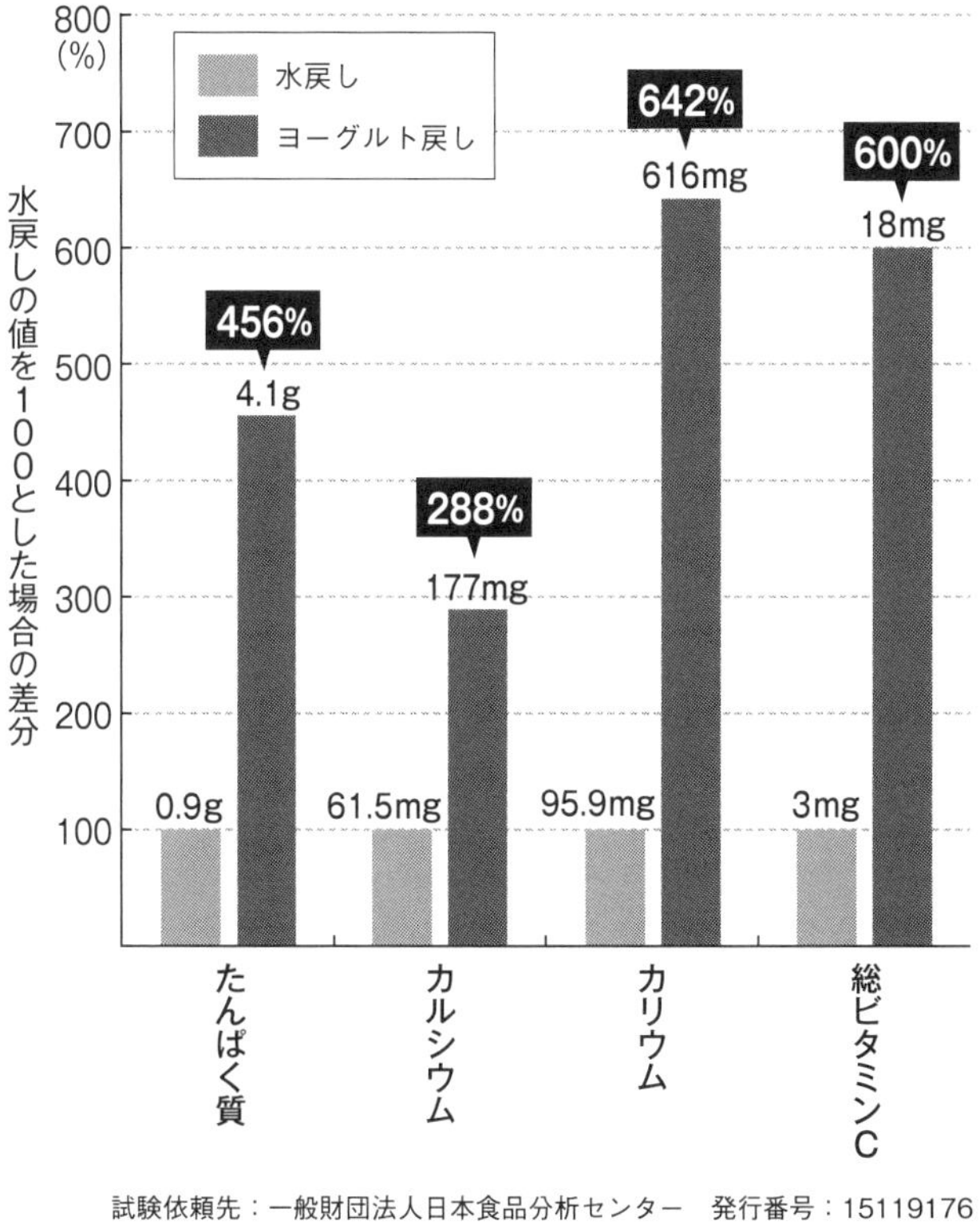

試験依頼先：一般財団法人日本食品分析センター　発行番号：15119176

（出典）ホームページ「明治ブルガリアヨーグルト倶楽部」〈株式会社 明治〉より

何よりもうれしいことだったようです。

しかも、「やせたね」「きれいになったね」と周囲の人たちにほめられるほど、顔のまわりがスッキリしてきたと喜んでいました。

腸内細菌のサプリメント選びは慎重に

「日本一ドケチな医者」を自認する私は、お金をかけずに今よりずっと健康になる方法を研究し続けてきました。そのおかげもあって、まもなく80歳を迎えるという年齢ながら、週の半分は講演のために全国をめぐるという生活を元気に送っています。

その方法をたくさんの人に知っていただければ、日本の医療費を半分は節約できるだろうとドケチな私は思いつき、『コスパ最強健康法43』(三五館)という本を書き上げました。

ただ、私のドケチポリシーは、自分の見栄や贅沢にはお金を使わないけれど、「生涯現役」で長生きできる方法には使ってもよいということにしています。病気になって使うお金は、病気にならないために使ったほうがずっとよいと思うからです。

そんな私と同じようなドケチポリシーを持つ人は意外にも多く、講演後に
「藤田先生のような健康な腸を、手っとり早くつくるためによいサプリメントや健康食品はありませんか?」
という質問をよく受けるようになりました。ちまたには、「乳酸菌が増える」「腸内環境が整う」「便秘が解消して、ぽっこりおなかがへこむ」などとうたうサプリメントが数多く出回っているためでしょう。

今、健康志向の高い方々にとって、腸内細菌はもっとも興味深いキーワードの一つになっています。それは腸の研究者である私にはうれしいことですが、腸内細菌の名のもと、過度の期待を消費者に抱かせる宣伝には、危機感を覚えることもあります。

最近では、「大腸には、乳酸菌よりビフィズス菌のほうが大事。だからビフィズス菌のサプリメントをとろう」という宣伝文句もよく見るようになりました。

しかし、腸内細菌に関しては、どれか一つが大事ということはありません。多種多様な菌が腸内フローラを豊かに築いていてくれていてこそ、大便も大きくなることは前にお話しました。

私は基本的にサプリメントの服用をおすすめしていません。効果がはっきりしていな

いものが多いですし、化学合成された添加物を含むものもたくさんあります。着色料、保存料、人工甘味料、香料などは気をつけたい添加物の一つです。

そうした前提を踏まえていただいたうえで、私も活用している安全で、腸内環境を健全に整えるものを3つあげておきましょう。

○一つめは、整腸剤の「ビオスリーHi」です。3つの善玉菌を固めて錠剤にしたものです。下剤を飲むならば、善玉菌による整腸剤を飲みましょう。このほうが腸にずっとよいですし、自然なお通じをめざすことができます。

○二つめは、土壌菌です。いろいろなサプリメントが発売されています。

詳しいことは次章でお話ししますが、数も種類も豊かな腸内フローラを築くうえで重要な役割を担うのが、土壌菌という日和見菌の仲間たちです。このサプリメントは多くの土壌菌を発酵させてつくられています。その土壌菌の錠剤を毎日飲んでいると、腸内細菌叢全体の数を増やしていくことができます。

○三つめは、「乳酸菌生成エキス」です。これは、乳酸菌の分泌物と菌体成分をエキスにしたものです。生きた乳酸菌ではなく、16種類の乳酸菌を豆乳で発酵・熟成させ、乳酸菌の分泌物と菌体成分を抽出してつくったエキスです。そのエキスを飲むことで、自分の腸の中にいるマイ善玉菌を増やすことができるのです。

私も愛するマイ善玉菌を増やすために、乳酸菌生成エキスを毎日飲み続けています。

製造メーカーの研究によれば、乳酸菌生成エキスを1カ月間飲み続けると、腸の中のビフィズス菌が約3倍増えるだけでなく、腸内細菌全体の総量が約2倍も増えました。

一方、腸内環境を整えるうえでもっとも重要といわれる「短鎖脂肪酸《たんさしぼうさん》」の一種の酢酸《さくさん》が約3倍も多くなりました。この酢酸が腸内で増えると、悪玉菌の増殖が抑えられることがわかっています。短鎖脂肪酸も便秘解消には欠かせない成分です。次章にて詳しくお話することにしましょう。

便秘体質を解消する新習慣　その3

ヨーグルトは体質によって
快便に活かせるかどうかが違う！
そこを見極めたうえで食べるなら
「朝」にしよう。

第4章

ヤセ菌ダイエットの秘策——「短鎖脂肪酸《たんさしぼうさん》」を増やせば腸は元気になる

～スーパー腸人になるキーポイント～

便秘体質の腸は「悪玉菌」「デブ菌」に占拠されている

ある女性は、

「便秘も苦しいけど、くさいオナラが不意に出るのはもっとつらい」

といいます。彼とデートの際、いいムードの最中、プーッとオナラが出てしまったという便秘症の彼女。そのにおいが、自分でも鼻をつまみたくなるほどくさく、横目で彼を見ると、眉をひそめて嫌な顔をしていたとか。

「顔はキレイなのに、屁はずいぶんくさいんだな」

と苦笑されたときの恥ずかしさに、今も赤面してしまうと彼女はいいました。

本来、オナラはそんなにくさくはないものです。オナラは、腸でつくられるガスです。腸内細菌が食べ物を分解し、発酵する際に発生します。そのガスとは、水素やメタンであり、ほとんどにおいはないのです。

ところが、腸内細菌のバランスが乱れ、腐敗菌である悪玉菌が過剰に増殖してくると、アンモニアや硫化水素、インドールなどのくさいガスがつくられます。

発酵とは、細菌や酵母、カビなどの微生物の働きによって、人間にとって有益な物質に変化することをいいます。反対に、微生物の働きによって、人間にとって有害な物質がつくられるのが腐敗です。腸内での発酵は善玉菌優勢のときに進みます。腐敗は悪玉菌優勢のときに起こります。すなわち、おならのにおいは、善玉菌優勢か、それとも悪玉菌が優勢かという腸内環境を映し出す鏡といえるでしょう。

便秘症の人のおならは、たいがいくさいものです。腸に溜まった大便をエサに、悪玉菌がどんどん増え、腐敗が進み、結果としてくさいガスが外に出てくるからです。

そうした腸では、もう一つ困ったことが起こっています。悪玉菌だけでなく、「デブ菌」も増えてしまっているのです。デブ菌とは日和見菌の仲間です。この菌が腸の中で増えてくると、人は太りやすく、がんばってもなかなかやせられなくなります。

便秘体質の人に太っている人やおなかがぽっこりしている人が多いのは、腸の中でデブ菌が増えてしまっているからともいえるのです。

〝うまい〟ものは、デブ菌にとっても〝うまい〟

私たちの腸にいる共生菌は、専門的に説明すると、「フィルミクテス門」「バクテロイデス門」「アクチノバクテリア門」「プロテオバクテリア門」というグループにわけられます。

このうち、私がデブ菌と呼んでいるのは、フィルミクテス門に属するグループです。日和見的な働きをするため、便宜上、日和見菌に分類されます。

ちなみに、バクテロイデス門も日和見菌、アクチノバクテリア門は善玉菌、プロテオバクテリア門は悪玉菌の集合体とされています。

ではなぜ、フィルミクテス門の菌たちは、デブ菌と呼ばれてしまうのでしょうか。

デブ菌は、腸内バランスのよい環境では、体によい働きをたくさんしてくれます。ところが、高糖質・高脂肪・低食物繊維のエサを大量に得られるようになると、表情を一変させます。人を太らせるように働き出すのです。

このグループの細菌たちは、糖質を代謝する遺伝子の多い菌種が目立ちます。簡単に説明すれば、宿主がものを食べると、そこからエネルギー源となる糖質を強くとり立てて、腸から吸収させる働きを持つ細菌が多いのです。

そのため、デブ菌が腸内で増えすぎてしまうと、わずかな食べ物からも大量の糖質を吸収する体になってしまいます。体が消費しきれなかった糖質は、脂肪へとかえられ、体に蓄えられます。それが贅肉となって体につき、人は太るのです。

ちなみに、デブ菌は日和見菌でありながら、悪玉菌に味方しやすい傾向が見られます。悪玉菌の大好物は、高脂肪の食事であることはお話しました。脂肪分の多い食事を宿主である私たちがたびたびしていると、腸内はまもなく悪玉菌優勢に置き換わります。それに引きずられるように、デブ菌も過剰に増殖することになるのです。

高糖質・高脂肪・低食物繊維の食事とはたとえば、白米と肉がほとんどで、副菜となる野菜料理の少ないメニューです。牛丼や豚丼などの丼ものもそうですし、脂の浮いたラーメンなどもこれに該当します。パスタやうどん、パンなどだけですませる食事は糖質ばかりで、やはりデブ菌を増やす原因になります。「うまいものは糖と脂でできている」というテレビコマーシャルがありますが、糖や脂ばかりの〝うまい〟食べものは、デブ菌にとっても〝うまい〟のです。

ダイエットに一番、ヤセ菌を増やす唯一の方法とは

デブ菌はフィルミクテス門に属し、ヤセ菌はバクテロイデス門に属します。

ヤセ菌は、デブ菌のように、食べ物からエネルギー源となる糖質をしつこくとり出すことをしません。そのため、ヤセ菌が優勢の腸では、肥満の原因となる糖質の吸収率が低くなります。こうなると、少々食べすぎたくらいでは太らず、やせやすい体が築かれることになります。

デブ菌とヤセ菌は、互いに勢力争いをしながら腸の中で存在しています。デブ菌が増えればヤセ菌が減り、ヤセ菌が増えればデブ菌が減るというトレードオフの関係にあるのです。

ではどうすれば、ヤセ菌が優勢の腸内環境をつくれるのでしょうか。それを決めるのは、食事です。宿主であるあなたが何を食べたかによって、デブ菌が増えるかヤセ菌が増えるかが決まってきます。

ヤセ菌が好むのは、低糖質・低脂肪・高食物繊維という食事です。

ある調査では、アフリカ原住民の子どもの腸内は、ヤセ菌が優勢でデブ菌が少ないことが報告されています。その地域では、食物繊維をたくさんとるという食生活が営まれていました。

一方、低食物繊維・高脂肪の食事が多いイタリアの都市生活をしている子どもの腸では、デブ菌が優勢になっていました。

日本と同じくイタリアも飽食の時代を過ごしていて、糖質や脂肪の摂取量が多く、野菜など食物繊維の摂取が減っています。こうした都市型の食事をしていると、デブ菌が異常に増殖しやすいのです。

「やせたいのに、なかなか体重が減らない」という悩みを持つ人は多いでしょう。それは、デブ菌に腸が占拠されているのです。ヤセ菌優勢の腸をつくりたいならば、努めてでも食物繊維の多い食事を心がけていくことです。ヤセ菌を増やすには、それしかありません。

ヤセるメカニズム、「短鎖脂肪酸がなければ、大便は出ない」

ヤセ菌が優勢の腸ができると、人は自然とやせやすくなります。うれしいことはそれだけではありません。短鎖脂肪酸を増やすことができます。短鎖脂肪酸は便秘を解消するための重要なキーワードの一つです。短鎖脂肪酸の多い腸では快便になり、これが減ると便秘になります。

便の形成や排泄までの作業は、大腸で行われています。小腸の中で水分が多くドロドロとしていた内容物は、大腸内を進むにつれて水分が吸収され、だんだんと大便が形づくられていきます。

その際、腸の働きとして大事なのが「蠕動運動」と「粘液分泌」です。

蠕動運動は、くり返しお話ししていますが、「縮んでは緩む」をくり返す腸管の動きです。この蠕動運動の際、大腸の壁から粘液が出ます。それによって大便はコーティングされ、大腸の細胞を傷つけることなく、前へ前へとスムーズに運ばれます。

蠕動運動と粘液分泌。大便を外に出すために欠かせないこれらの働きをコントロールしているのが、短鎖脂肪酸です。蠕動運動の活性化や粘液の生産と分泌、そして腸壁のバリア機能を高めるためなどに、短鎖脂肪酸は働いています。また、水やミネラルの吸収をうながす作用も持ちます。

この短鎖脂肪酸は、食べ物にも含まれます。ただし、ほとんどが小腸で吸収あるいは使用されてしまいます。大便を出すために欠かせない成分であるというのに、食べ物から得た短鎖脂肪酸は、大腸まで届かないのです。

そこで活躍するのが腸内細菌です。主には、ヤセ菌とビフィズス菌などの善玉菌たち

短鎖脂肪酸は、腸を元気にする万能の成分

短鎖脂肪酸の主な働き	
	◎脂肪の蓄積を減らし、全身の代謝を活発にして肥満を防ぐ
	◎糖尿病を直接的に改善するホルモン「インクレチン」を増やす
	◎アレルギー反応を抑える細胞「制御性T細胞」を増やす
	◎「幸せホルモン」と呼ばれるセロトニンの分泌をうながす
	◎腸のバリア機能を高め、食中毒や炎症、食物アレルギー、動脈硬化、がんなどの病気を防ぐ
	◎短鎖脂肪酸がつくられる過程で腸内細菌から水素が発生し、細胞の酸化を防ぐ
	◎腸管が活動するためのエネルギー源になる

短鎖脂肪酸は、便秘の解消だけでなく、心身の健康増進にも働いている！

です。ヤセ菌とビフィズス菌たちには、この短鎖脂肪酸をつくり出す働きがあります。大腸まで必要な短鎖脂肪酸が送られてこないのならば、腸内細菌たちにつくってもらおうという合理的なシステムを、私たちの腸は築いているのです。

そのとき、必要となるのがヤセ菌の大好物の食物繊維やオリゴ糖です。ヤセ菌やビフィズス菌の大好物は、短鎖脂肪酸をがんばってつくり出してもらうための原料なのです。

もち麦のパワーでヤセ菌を増やそう

アメリカの国立糖尿病・消化器・腎疾病研究所（ＮＩＤＤＫ）の研究には、デブ菌とヤセ菌の関係について調べた実験があります。

標準体重の人の体内に吸収されたエネルギーが１５０キロカロリー増すごとに、腸内のデブ菌は、20パーセントも増加しました。そのぶん、ヤセ菌が減少することが確認されたのです。また、腸内にてヤセ菌が減ってしまうと、短鎖脂肪酸の量が少なくなることもわかりました。

では、ヤセ菌を増やして短鎖脂肪酸をたくさんつくってもらうためには、具体的にど

もち麦の炊き方

米１合、もち麦１合の５割炊きの方法を紹介します。

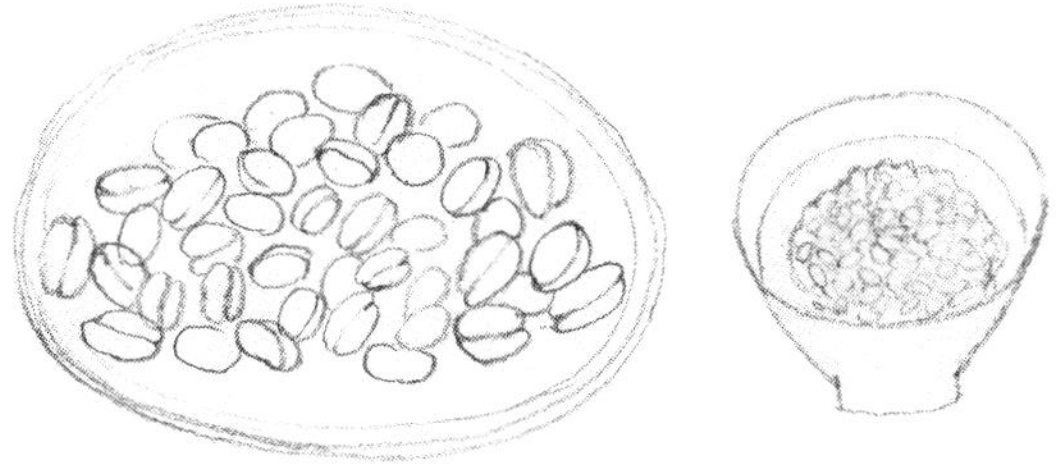

米を研ぎ、水をよく切って炊飯器に入れる。

もち麦を加えて軽く混ぜる（もち麦は洗わなくてＯＫ）。

白米用の２～３合のメモリを目安に水を入れ、30 分給水。

あとは通常通りに炊く（柔らかいご飯が好きな人は水を多めに、硬めが好きな人は少なめに調整しよう）

炊き上がったら、５～10 分間蒸らせば完成！


白米を炊く手間とほとんど変わらないから、毎日でも続けやすいね！

ゆでもち麦のつくり方

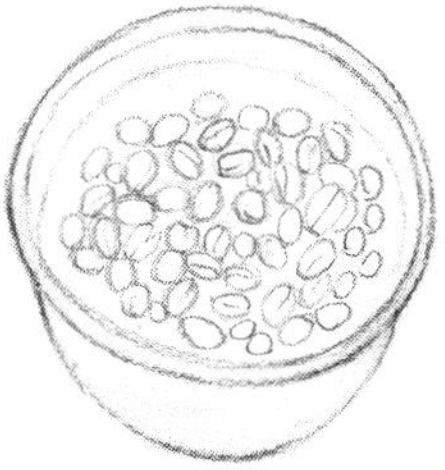

鍋にたっぷりの水を沸騰させ、ゆでたい分量のもち麦を入れる。
15～20 分間、好みの硬さになるまでゆでる。
ゆであがったらザルにあけ、流水でぬめりがとれるまで洗う。水気を切ったらできあがり！

２～３週間、冷蔵庫で保存が可能だから、たっぷりつくって、毎日の料理に加えていこう！

うするとよいでしょうか。

いちばん大事なのは、食物繊維の豊富な食事をすることです。とくに重要なのが、水溶性の食物繊維です。

水溶性の食物繊維は、水を含むとドロドロのゲル状になります。それが腸内細菌の非常によいエサになり、短鎖脂肪酸が生成される原料となります。

水溶性の食物繊維をダントツに多く含む食品は、「もち麦」です。

もち麦は、プチプチとした食感が特徴の大麦の一種です。特筆すべきは、食物繊維の豊富さです。その含有量は、白米の約25倍、玄米の4倍もあります。とくに水溶性の食物繊維の量が多く、あらゆる食べ物の中でもっとも多いともいわれるほどです。

なお、もち麦の水溶性食物繊維の大部分は、β-グルカンです。β-グルカンは、天然の物質の中で免疫力をもっとも強くする力を持つとされる物質です。

免疫システムには、外から侵入してきた細菌やカビ、酵母などの微生物にただちに反応する働きがあります。それらの細胞壁には、β-グルカンが存在します。そのβ-グルカンを察知して、免疫システムはすばやく動き出します。

もち麦にも、β-グルカンが大量に含まれます。それを食べると、免疫システムは稼動状態になります。私たちの体には、食事や呼吸などを通して外にいる微生物が頻繁に入ってきます。その中には、病気を起こす外敵もいます。そんな外敵の侵入も、免疫システムが稼動状態にあれば、ただちにやっつけることができるのです。

いつもの料理にゆでもち麦を

毎食、白米を食べている人は、そこにもち麦を混ぜて炊くだけでも、便通は大きく改善できるでしょう。

ただ、「もち麦はあきてしまう」という声をよく聞きます。私ももち麦のご飯はあまり得意ではありません。いっときは、売り切れ状態が続いてスーパーなどで購入できなかったもち麦が、最近では山積みになっているのもよく見かけます。本書の読者の方にも、一度は試したけれど、続かなかったという人は多いのではないでしょうか。

そんな人には、ゆでもち麦をおすすめします。（つくり方は143ページ）ゆでもち麦を多めにつくり置きしておき、いつもの料理に加えてみてください。プチプチした食感がおいしいアクセントになって、料理に変化をつけることができるでしょう。もち麦は、味がほとんどしません。ですから、どんな食材にもあわせられます。

たとえば、ゆでもち麦にオリーブオイルやアマニ油をまぶし、いつものサラダにかける。ミネストローネやクラムチャウダーなどのスープに加える。野菜炒めに加える。生姜焼きに加える。鍋料理にたす。味噌汁や納豆に入れてもよいでしょう。

主婦の人は、お昼は自宅で簡単にすませることが多いと思います。朝の残りの味噌汁にゆでもち麦をたっぷり入れてひと煮立ちすれば、便秘解消効果の高い雑炊が簡単にできあがります。

このように、ゆでもち麦を料理の一つの具材として使えば、水溶性の食物繊維の摂取量を無理なく増やすことができます。こんな簡単なひと手間で、ヤセ菌優勢の便秘になりにくい腸をつくっていくことはできるのです。

短鎖脂肪酸はお酢にも含まれている

短鎖脂肪酸には、「酪酸《らくさん》」「カプロン酸」「酢酸」などの種類があります。

酪酸やカプロン酸は、バターやチーズなどに含まれます。昔ながらの製法で食品添加物などを使わずにつくられたものは体によい食品ですが、一方で脂肪分が多いという難点もあります。少量をときどき食べるにはよくても、とりすぎればかえってデブ菌を増やし、肥満につながってしまいます。

一方、酢酸はお酢に含まれる成分です。日本伝統の発酵食品であり、ヘルシーです。腸内環境の改善に向けて、毎日とりたい食品の一つです。

「食事から摂取した短鎖脂肪酸は大腸まで届かない」とお話ししましたが、消化吸収と免疫の現場である小腸にて、腸管の活性化に働きます。また、体内に吸収され、健康増進に役立ちます。その効果は主に2つです。

1つは、高血圧予防です。酢酸には、血管を広げて血流をよくする働きがあります。血流がよくなれば、高血圧も改善できます。毎日、少量の酢を飲み続けることで、高血圧患者の血圧が低下したという報告もあります。大事なのは、毎日、酢をとり続けること。摂取をやめれば、数日でもとの状態に戻ってしまうことがわかっています。

2つめは、肝臓の酵素活性化です。肝臓の酵素の働きをよくし、脂肪の吸収を抑えて、内臓脂肪の燃焼をうながします。これによって、ウエストも細くなります。また、肝臓が元気になれば、疲労感もとれやすくなります。

「酸っぱいから苦手」

という人も、お酢を毎日とっていると、明らかな体調の変化を感じられるようになっていくでしょう。腸管の蠕動運動もうながされるので、スコーンと排便力も高まります。その快便の心地よさが、やがて「お酢っておいしい」という気持ちの変化をもたらしてくれるはずです。

酢キャベツと酢タマネギは毎日食べたい

「健康のために」とお酢を飲んでいる人もいると思います。ただ、原液のまま飲むのはNG。酸が強すぎて、口内や食道、胃などの粘膜を荒らす危険性があります。歯のエナメル質が溶けてしまうこともあります。

お酢を飲むならば、水やお湯で薄めて飲むこと。酢の物やドレッシングをつくるなど、調味料として使うのも、腸の健康に非常によいことです。

私のおすすめの料理は、「酢キャベツ」と「酢タマネギ」です。どちらも簡単につくれますので、つくり置き料理にも最適です。酢は毎日とることが大事。2種類ともつくっておき、交互に食べるようにすれば、あきることなく継続できるでしょう（つくり方は150〜151ページ）。

また、キャベツと玉ねぎも毎日食べたい野菜です。

キャベツには、水溶性と不溶性の食物繊維がバランスよく含まれます。しかも、ビタミンUというキャベツならではの栄養素も抱えています。この成分には胃腸の粘膜を守り、荒れて弱った粘膜の修復を助ける作用があります。便秘の人の腸粘膜は、悪玉菌優勢になっているせいで荒れ、ところどころ炎症が起こっている可能性があります。その炎症を癒やし、また防ぐためにも、ビタミンUは重要な栄養素です。

さらに、ビタミンCも豊富です。ビタミンCには免疫細胞の働きを活性化するとともに、疲労回復や美肌作用なども持ちます。毎日、葉を４枚食べれば、１日の必要量を摂取できるでしょう。

他にも、「止血ビタミン」と呼ばれるビタミンK、中性脂肪やコレステロールが肝臓に蓄積されるのを防ぐイノシトール（ビタミンBの仲間）、細胞の再生やエネルギーの代謝を促進するビタミンB_{12}、動脈硬化を予防するビタミンB_6なども含まれます。

一方、タマネギには、オリゴ糖が豊富です。オリゴ糖は乳酸菌やビフィズス菌など善

酢キャベツのつくり方

準備するもの

キャベツ大１／２玉、酢 200mL、塩小さじ２杯、粒マスタード（お好みで）、ジッパーつきの保存袋１枚、保存容器

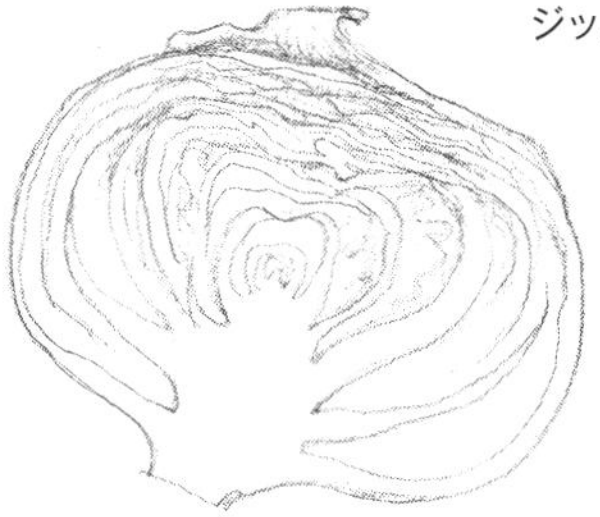

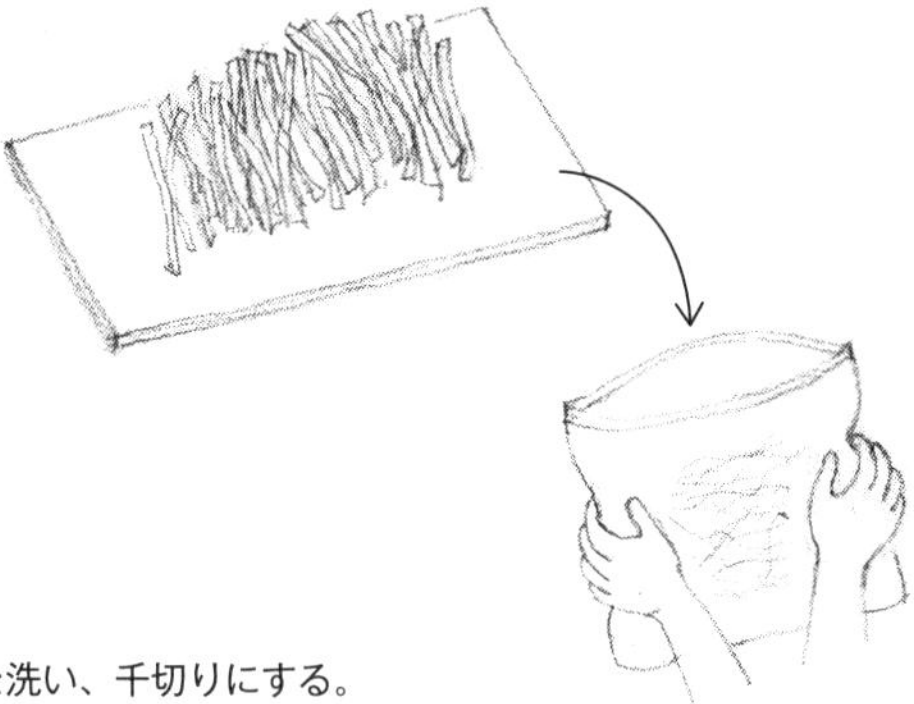

つくり方

キャベツを洗い、千切りにする。
キャベツと塩をジッパーつきの保存袋に入れ、しんなりするまで軽くもむ。
酢を注ぐ。粒マスタードを加えるとなおおいしい。
袋のジッパーを閉じて、さらに軽くもむ。
保存容器に移せば完成。

酢タマネギのつくり方

準備するもの

タマネギ１個、塩少々、酢 150～200mL、
ハチミツ大さじ２杯、保存容器

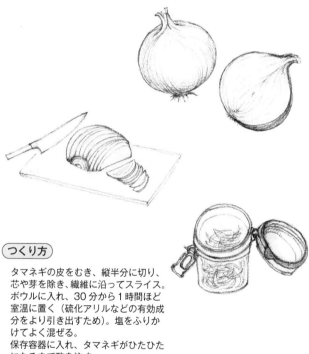

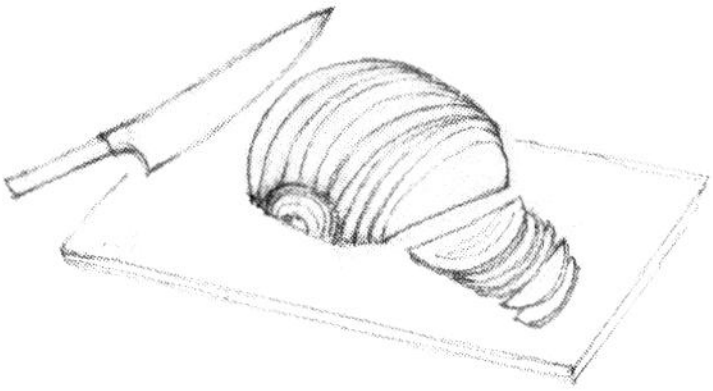

つくり方

タマネギの皮をむき、縦半分に切り、芯や芽を除き、繊維に沿ってスライス。

ボウルに入れ、30 分から１時間ほど室温に置く（硫化アリルなどの有効成分をより引き出すため）。塩をふりかけてよく混ぜる。

保存容器に入れ、タマネギがひたひたになるまで酢を注ぐ。

ハチミツを加えてよく混ぜれば完成。


どちらも浸けた翌日から食べられます。数日待つと、酢と野菜がよくなじんで食べやすくなるでしょう。

玉菌の大好物であることはお話しました。これを毎日摂取していると、腸の中の善玉菌が増え、短鎖脂肪酸の分泌量を増やすことできます。

なおタマネギには、抗がん作用を持ち、血液をサラサラにする硫化アリル、抗酸化成分であるケルセチンも含まれます。

こうした健康効果の高い野菜を酢漬けにして毎日食べることは、腸から体全体を丈夫にしていくうえで非常に有効な方法なのです。

ワカメとキノコたっぷり味噌汁で〝快便思考〟プロセスを築く

短鎖脂肪酸は、腸の活動力を高めて便通をよくする他にも、さまざまな働きをしています。大腸でつくられる短鎖脂肪酸は、ここで使われるだけでなく、吸収されて全身をめぐります。そうして、現代人に多い糖尿病や脳梗塞、心筋梗塞、高血圧などの生活習慣病のほか、アレルギー性疾患、うつ病などの予防と改善に働きます。

そんな短鎖脂肪酸の多岐にわたる働きぶりについては、141ページに箇条書きにして掲載しました。まるで万能薬のような働きです。この貴重な短鎖脂肪酸の分泌量を増やすには、水溶性の食物繊維とオリゴ糖の摂取が欠かせません。

水溶性の食物繊維は、もち麦に豊富であることはお話しました。

他にも、含有量の多い食材はたくさんあります。

たとえば、ワカメや昆布などの海藻類、マイタケやエノキなどのキノコ類、納豆、アボカド、ヤマイモ、オクラ、ニンニク、サトイモなどです。

日本人は、海藻を自らの栄養にできるすごい腸内細菌を持っています。海に囲まれて暮らしてきた日本人だからこそ持つ腸内細菌で、欧米人には海藻類を分解できる腸内細菌がいません。この腸内細菌を活性化するには、海藻を毎日食べることです。

私は、1日に1回は「ネバネバ3兄弟+ゆでもち麦」を食べます。

ネバネバ食品とは、その名の通り、ネバネバした食べ物のこと。納豆やヤマイモ、オクラ、メカブ、モズクなどです。このうち、納豆の他に、ネバネバ食品2種類にゆでもち麦を加えてよく混ぜ、醤油で味つけするのが「ネバネバ3兄弟+ゆでもち麦」です。私はここにアマニ油もたらします（アマニ油については、第5章でお話します）。ヤセ菌や善玉菌にとって、最高のごちそうです。

一方、オリゴ糖はタマネギやハチミツの他、きな粉、豆類、ゴボウ、バナナなどに豊

富です。とくに、豆腐や豆乳、味噌などの大豆食品、枝豆やいんげん豆などの豆類は、

1日1品以上食べるようにするとよいと思います。

では、本章の最後に便秘解消に最高と私が考える料理を一つ紹介しましょう。それは、具だくさんの味噌汁です。

ワカメは乾燥ワカメでOK。キノコは安売りのときに、何種類もたくさん買い込み、ジッパーつきの保存容器にバラバラにして入れ、冷凍庫で保存。キノコは、石づきさえとれば洗う必要がないので、手間いらずの食材です。

このワカメと冷凍キノコを基本の具材とし、あとは豆腐やタマネギ、ニンジン、大根、サトイモなど、冷蔵庫にある野菜類をたっぷり入れます。

ついでに、ゆでもち麦も加えましょう。目安は、菜箸が鍋の中で立つくらい。これを多めにつくっておき、1日2~3回食べると、ヤセ菌&善玉菌の非常によいエサになります。

「何も食べるものがないわ。カップラーメンかコンビニ弁当でいいか」

と考えるのは、便秘を招く思考回路。

「何も食べるものがないわ。残りの味噌汁を2杯食べればおなかいっぱいになるわ」

と考えるのが、スルリと快便を実現できる思考回路。ぜひ、〝快便脳〟を築いていってください。

便秘体質を解消する新習慣　その4

ゆでもち麦を
味噌汁や納豆に入れて毎日食べれば
ヤセ菌と短鎖脂肪酸を増やせる！

第5章

「腸」循環をよくする油、悪くする油

～油を制す者が便秘体質を制す～

腸の健康に油は欠かせない

みなさんは、油をどのように考えているでしょうか。

調理には欠かせないものでありながら、たくさん使い過ぎれば太る原因にもなります。ダイエットのために、油を控えているという人もいるでしょう。漠然と、「体に悪いもの」というイメージを持っている人も少なくないと思います。

しかし、油は体にとって不可欠な調味料です。また、腸の働きをよくするためにも、油は必要です。

ただし、腸によい油がある一方、悪い油もあります。悪い油は、腸の細胞に炎症を起こし、働きを悪化させます。そんな油をとっていては、便秘を解消できません。

反対に、腸によい油をとっていれば、大便の流れをよくできます。

腸の健康を考えれば、食生活から悪い油をできる限り追い出し、よい油をとり入れることが大事となります。

「プラスチック化した油」を食べるのか？

まずは腸に悪い油を紹介しましょう。ワースト・ワンはマーガリンです。

マーガリンを日常的に食べていませんか？　そうだとしたら、腸の状態が心配です。「植物油は体によい。動物性の油は体に悪い」。そんなふうによくいわれます。動物性の脂はコレステロールが多く、血液内で固まりやすいという理由から、「悪い油」のレッテルが貼られがちです。

そこで現れたのがマーガリンです。「バターは体に悪い」とする風潮に目をつけた食品会社が、バターに代わるコレステロール・フリーの固形油をつくり出したのです。

通常、植物油はほとんどが常温では液体です。バターのようにパンに塗ることはできず、パンの材料として使うこともできません。

そこで、水素添加という方法で化学変化を起こすことによって、植物油を常温でも固形状に保ち、しかも空気中でも酸化せずに安定した品質に保てるものへと変えることに成功しました。それがマーガリンです。

マーガリンは植物油であり、コレステロールを含みません。しかし、「コレステロール・

ゼロ」＝「健康によい」というわけではないのです。ところが、メーカーはそうした誤った情報を宣伝文句に使いました。消費者の多くが、マーガリンはバターより健康害がないと信じ、しかも安価であることから、気軽に食卓に載せるようになったのです。

しかし、事実は異なります。脂肪を研究する化学者の間では、油に水素添加することを「オイルをプラスチック化する」ともいいます。水素添加によってトランス脂肪酸《しぼうさん》はつくられます。人工的につくられたトランス脂肪酸は、プラスチックと同じように、自然界がつくり出したものではありません。そして、プラスチックと同じように、体の中で分解されにくいのです。

事実、トランス脂肪酸が人の体内に入ると、分解や代謝に大変なエネルギーと時間を費やすことがわかっています。その際、大量のミネラルとビタミンが使われます。この大変な作業を真っ先に強いられるのが、消化吸収の現場である腸なのです。

トランス脂肪酸が細胞膜の材料になってしまう

トランス脂肪酸とはどんな物質なのか、少々難しくなりますが話しておきましょう。

まず質問です。「油」と「脂」の違いをご存じでしょうか。

植物性のものを「油」、動物性のものを「脂」と考えている人は多いと思います。これは間違い。一般に、常温で液体状のものを「油」、固形状のものを「脂」といい、両方をまとめて「油脂」といいます。ただ、マーガリンのように人工的に固形状にされたものは「硬化油」とも呼ばれます。

常温で液体と個体にわかれる理由は、油脂に含まれる「脂肪酸」という栄養素の違いによります。

その脂肪酸の中で、常温で固まっているものを飽和脂肪酸、固まらないものを不飽和脂肪酸と呼びます。

自然な植物油に多く含まれるのは、不飽和脂肪酸です。不飽和脂肪酸は、炭素の二重結合を中心に、二つの水素がそれぞれ一つずつ片側に並んでいます。つまり、あわせ鏡のようになっています。

これは「同じ側」を意味する「シス」というラテン語から、「シス型脂肪酸」と呼ばれます。

マーガリンは、ここに水素添加してつくられます。それを行うと、片方の水素が反対に移動（トランス）します。そうなると、飽和脂肪酸によく似ている、ちょっといびつな脂肪酸ができます。それがトランス脂肪酸です。

では、トランス脂肪酸は私たちの体内にて、どのように悪さをするのでしょうか。

私たちの体は、およそ37兆個もの細胞から構成されています。その細胞一つひとつを隔て、細胞の中身を守っているのが細胞膜です。細胞膜は、栄養素をとりこみ、細胞内の老廃物を排出し、浸透圧の調整をするなどの重大な働きも担っています。

細胞膜は脂質からつくられます。トランス脂肪酸が大量に体内に入り込むと、それが細胞膜の材料として使われてしまいます。しかし、人工的につくられたいびつな脂肪酸では、正常な脂肪酸の役割をはたせません。結果、細胞膜の構造や働きが不完全なものになってしまうのです。

では、腸の細胞膜の原料にトランス脂肪酸が使われたら、どうなるのでしょうか。

消化吸収や排便に不可欠な蠕動運動を行っているのは、腸の粘膜細胞たちです。細胞膜の働きが不安定になれば、それらの働きを行う力も弱まります。腸の働きが衰えてしまうのです。それはすなわち、大便の移動がうまくできず、便秘を起こしやすい腸になることを意味します。

また、トランス脂肪酸の摂取が免疫力を低下させるという報告も世界的に相次いでいます。一つの原因は、人体最大の免疫器官である腸の働きが低下することにあるでしょう。

さらに、トランス脂肪酸でつくられた細胞膜では、免疫細胞そのものもうまく機能できなくなり、それが免疫力を低下させることになります。そこからがん細胞が発生しやすくなるのも事実です。また、糖尿病や動脈硬化症、脳梗塞、心筋梗塞などの生活習慣病や、アレルギー性疾患や自己免疫疾患などの免疫系の病気にも、関与していると考えられています。

トランス脂肪酸をとらない工夫をしよう

トランス脂肪酸の相次ぐ健康害の報告を受け、アメリカのＦＤＡ（米国食品医薬品庁）は、２０１５年にトランス脂肪酸の食品への添加を3年以内に全廃すると発表しました。「食用として一般的に安全とは認められない」と判断したのです。この決定により「冠動脈疾患を減らし、致命的な心臓病を年数千件減らせる」としています。

一方、ＷＨＯ（世界保健機関）は、トランス脂肪酸の摂取を総エネルギー摂取量の１

パーセント未満に抑えるとの目標値を定めています。

こうした世界の動きに対し、日本の対応はどうでしょうか。

日本人の多くはトランス脂肪酸の摂取量がＷＨＯの目標を下回っており、「通常の食生活では健康への影響は小さい」として、規制しないのが現在までのわが国の結論です。はたして、それは真実といえるのでしょうか。

トランス脂肪酸は、マーガリンのほかショートニングにも多く含まれます。ショートニングを使うと、お菓子やパンが「サクサクッ」とした食感に焼きあがります。しかもマーガリン同様に安価です。そのため、マーガリンやショートニングなどの硬化油は、パンやケーキ、クッキー、ドーナツなど洋菓子の材料としてもよく使われます。

また、ファストフード店では、フライドポテトやチキンの揚げ油にショートニングが使われています。これを高温で溶かして使うと、カラッと揚がるのです。

「自宅ではうまく揚がらないのに、ファストフードのポテトはどうしてこんなにカリカリッと揚がるのだろう」

そんなふうに感じたことはありませんか。それは、ショートニングで揚げているからだったのです。

このショートニングで揚げたポテトは、非常に腐りにくいことがわかっています。そのまま放置しておいてもカビも生えず、腐ることもないといいます。ゴキブリも見向きもしません。それはつまり、防腐剤の代わりに表面をプラスチックでコーティングしたようなものなのです。

さらに、ショートニングは加工食品の多くに使われます。レトルトカレーやインスタントラーメンの他、ラクトアイスやコーヒーフレッシュなどにも使用されています。いずれも、健康に細心の注意を払っている人ならば、めったに口にしないものでしょう。しかしそうでない人は、日常的に食べるものばかりではないでしょうか。とくに若い世代の食生活が心配です。

そんな現状を考えたら、国がいうように「トランス脂肪酸は問題ない」とこの先もい続けられるでしょうか。はなはだ疑問です。

すぐにはゼロにできなくても、食生活を工夫することで、トランス脂肪酸の摂取量を減らしていくことはできます。

たとえば、毎朝のパンとマーガリンをやめてみる。昼食は、コンビニ弁当や菓子パン、サンドイッチ、ファストフードではなく、和食の定食屋に入る。夕飯にお惣菜を買う際には、揚げ物は控え、お刺身の盛り合わせにしてみる。アイスを食べたくなったら、原材料欄に「植物油」と記載のあるラクトアイスはやめ、添加物のできるだけ少ないアイスクリームを選ぶ。そんな選択を心がけることが、トランス脂肪酸の害から大事な腸を守る第一歩になってくるのです。

私たちは「目に見えない油」をとりすぎだ

油が私たちの体に欠かせないのは、脂肪酸が細胞膜の材料となっているからです。なかでも重要なのは、不飽和脂肪酸である「オメガ3脂肪酸」と「オメガ6脂肪酸」です。いずれも正常な細胞膜の形成に欠かせない栄養素でありながら、人体ではつくれない脂肪酸であることから、「必須脂肪酸」と呼ばれています。

そのため、これらが十分に供給されていないと、細胞膜に変化が生じます。細胞膜の構造と働きを健全に保つためには、オメガ3脂肪酸とオメガ6脂肪酸をバランスよくとることが大事なのです。

ところが現在、困ったことが起こっています。日本人の食生活が、伝統的な和食から離れてしまっていることで、オメガ3脂肪酸の摂取量が著しく減り、オメガ6脂肪酸の摂取量が増えすぎてしまっているのです。

オメガ3脂肪酸とオメガ6脂肪酸の摂取比率は、1対4が理想とされます。ところが現代日本人の摂取バランスは、1対10、ひどい人になると1対50にも偏っているのです。

なぜ、こんなことが起こっているのでしょうか。

それは、ふだん使っている油に理由があります。

オメガ6脂肪酸は、紅花油、ひまわり油、綿実油、大豆油、コーン油などに豊富です。また、大半の家庭にストックされているサラダ油とは、2種類以上の植物油を調合してつくられています。多くの場合は、キャノーラ（菜種）油と大豆油が混ぜられているようです。

こうした油を調理に使えば、必然的にオメガ6脂肪酸を摂取することになります。それらで揚げ物などをすれば、大量に口にすることにもなるでしょう。

しかも、オメガ6脂肪酸の豊富な植物油は、「見えない油」となってさまざまな加工食品に含まれています。インスタント食品やレトルト食品、冷凍食品、スナック菓子、スイーツ、ファストフード、マヨネーズ、ドレッシング、お惣菜など、ご家庭にある加工食品のパッケージを裏返して、原材料欄を見てください。ほとんどに「植物油」とあるでしょう。そこにはオメガ6脂肪酸が含まれます。いずれも手軽に食べられ、なおかつ安価なぶん、私たちの食生活に深く浸透しているのです。

つまり、現代人は意識せずともオメガ6脂肪酸を摂取してしまう食環境にあるということです。

もちろん、オメガ6脂肪酸は細胞膜の生成に欠かせない栄養素です。ただ、野菜、肉類、魚類など、ほとんどの食材にもオメガ6脂肪酸は含まれます。たとえ油からいっさい摂取しなくても、不足する心配のない栄養素なのです。

一方、オメガ3脂肪酸はどうでしょうか。

こちらは限られた食品にしか含まれません。油であれば、主にはアマニ油やエゴマ油（シソ油）です（ちなみに、これらの油にもオメガ6脂肪酸はわずかに含まれます）。野菜ならば、ホウレン草やチンゲンサイなどの青菜です。加えて、青背の魚にも豊富です。アジやイワシ、サンマ、サバなどがその代表で、アンコウの肝やすじこなどにも含まれます。

オメガ3脂肪酸は、伝統的な日本食には多く含まれますが、肉料理や加工食品などからは摂取できないのです。

このことが現代人に、必須脂肪酸の摂取のアンバランスを起こしている原因になっています。

安い油は腸に炎症を起こす

オメガ3脂肪酸とオメガ6脂肪酸の極端なアンバランスは、なぜ健康を害し、便秘を悪化させることになるのでしょうか。

オメガ3脂肪酸とオメガ6脂肪酸では、働き方が異なります。

オメガ3脂肪酸は、炎症を抑え、血管を広げ、血液をサラサラにします。細胞膜に使われると、柔軟性を発揮します。

一方のオメガ6脂肪酸には、炎症をうながし、血液を固まりやすくする働きがあります。細胞膜を硬く丈夫にする作用も持ちます。

「炎症をうながす」というと、体に悪いことのように感じるでしょう。ただ、炎症とは人体にとって大事な反応の一つです。

ケガをすれば赤く腫れます。風邪をひけばのどや鼻の粘膜が腫れ、咳や鼻水がひどくなります。発熱も炎症の一種です。炎症が生じれば、私たちはつらい思いをします。しかし、それは免疫システムが病気やケガを治そうとしている自然の反応なのです。しかも、炎症が起こらなければ、私たちは病気やケガに気づけず、悪化を見過ごすことになるでしょう。さらに、血液が固まらなければ、ケガを治すこともできません。つまり、オメガ6脂肪酸が起こす炎症とは、体の治癒力を高めるために、大事なのです。

ただし、その程度は最小限でよいはずです。炎症が強く現れると、今度は体に与えるダメージが大きくなります。オメガ6脂肪酸の摂取量が極端に増えれば、体のいたるところで、わずかな刺激に対しても、強い炎症が起こりやすくなるのです。

オメガ3脂肪酸とオメガ6脂肪酸は、シーソーのような関係です。

オメガ6脂肪酸の摂取が大量の状態では、いくらオメガ3脂肪酸をとったところで、体はこれを十分に使うことができません。量の多いほうが優先されてしまうからです。オメガ6脂肪酸が飽和状態にあれば、そこからどんどん使われてしまうのです。

このシーソーの関係の影響を、腸ほど受けやすい臓器はありません。腸粘膜細胞の新陳代謝のスピードは、体の中でもっとも速いためです。

細胞が生まれ変わる新陳代謝のスピードは、臓器によって異なります。たとえば心臓は約22日、皮膚は約28日、筋肉や肝臓などは約2カ月の周期で行われます。これに対し、腸粘膜細胞は、わずか2~3日のうちに次々に入れ替わります。これは、腸の細胞の働きがそれほど過酷であることを表しています。

そのため、腸では新しい細胞膜の材料として、たえず脂肪酸を欲していることになります。日常的にオメガ6脂肪酸に偏った食事をしていると、それを主な材料に細胞膜がつくられてしまうのです。

こうなると、腸壁ではわずかな刺激で炎症が生じやすくなります。それがポリープとなり、やがて大腸がんへと進行していく危険性も高まります。腸にできるポリープなどの隆起は、大便の流れをせき止め、便秘を起こす原因にもなります。

また、オメガ6脂肪酸は、細胞膜を丈夫にすることはお話ししました。しかし、こればかり使われてしまうと、硬く、柔軟性に乏しくなります。そうした粘膜細胞で構成される腸では、消化吸収の働きが低下します。免疫機能も落ちます。

すると、腸粘膜では、悪玉菌の異常繁殖を引き起こしやすくなります。蠕動運動の力が弱まるため、内容物が長くとどまり、それをエサに悪玉菌はどんどん増えていきます。その際、有害物質が生成されます。それによって、大腸の中の炎症はますます悪化することになります。

つまり、腸粘膜の炎症を悪化させやすい便秘症の人こそ、オメガ6脂肪酸よりオメガ3脂肪酸がはるかに必要なのです。腸壁で生じている炎症を抑え、細胞膜を柔らかくする働きのある脂肪酸だからです。

よって、サラダ油や紅花油《べにばな》、ひまわり油、大豆油、コーン油など安い油はできる限り控えましょう。安価な植物油には、オメガ6脂肪酸が多く含まれます。

1日大さじ1杯のアマニ油を

オメガ3脂肪酸は、アマニ油やエゴマ油に豊富です。

アマニ油は、成熟した亜麻の種子から搾った黄金色の油です。その薬効は古代より知られ、エジプトやヨーロッパ、北アメリカ、インドなどさまざまな国で古くから愛用されてきました。健康効果の高さにより「太陽の聖なる油」「魔法の薬」などとも讃えられています。

その健康効果とは、「食べ物か薬か」と語る研究者もいるほどです。また、がん克服のための食事療法として世界的に有名な「ゲルソン療法」の考案者マックス・ゲルソン医師も、1950年代からすでにアマニ油を重視していました。

ゲルソン療法では、動物性・植物性の油脂を抜くことを指導する一方、アマニ油を推奨しています。がんも体内にて炎症が起こっている状態です。その炎症をオメガ3脂肪酸によって和らげることを目的としているのです。

一方、エゴマ油は、東南アジアを原産とするシソ科の植物エゴマの種子からつくられる油です。エゴマを食べていると10年長生きできるという意味で「ジュウネン」と呼ばれることがあります。日本でも古くから食されていて、縄文時代早期の遺跡からは、食用として加工されていた種子が発見されています。江戸時代後期に菜種油が全国的に広がるまでは、わが国で油といえばエゴマ油が一般的でした。

エゴマ油には強力な抗酸化成分「ルテオリン」があります。抗酸化物質とは、体内にて活性酸素を無毒化する物質のことです。花粉症やアトピー性皮膚炎など、体の粘膜や皮膚で炎症を起こすアレルギー性疾患を抑える働きも期待されています。

実際、エゴマ油を2～4週間、ぜんそく患者にとらせたところ、アレルギー症状を起こす物質の働きを抑え、肺活量や呼吸量が増えたとの報告もあります。

エゴマ油には、生搾りと焙煎のものと2つのタイプがあります。それぞれ特徴ある風味を持ちますから、用途に応じて使いわけるとよいでしょう。

ただ、アマニ油とエゴマ油には、難点があります。オメガ3脂肪酸は酸化しやすく、加熱には向かないのです。酸化した油は、腸の細胞に炎症を起こす恐れがあります。つまり、焼いたり炒めたりという調理には使えません。

そこでわが家では、アマニ油やエゴマ油は卓上調味料の一つとして使っています。食卓に置き、味噌汁や納豆、サラダ、おひたし、漬物、お刺身などにかけて、毎日食べるようにしています。料理にコクと風味が加わってとてもおいしくなります。

ちなみに、その風味は、商品によってだいぶ違います。いろいろ試し、お好みの一品を見つけるとよいでしょう。

なお、アマニ油やエゴマ油は価格が高いのも、愛用者がなかなか増えない一因だと思います。

「たかが油に高いお金をかけられない」「ぜいたくだ」

という声をよく聞きます。しかし、よく考えてください。油は、あなたの細胞膜の材料になります。良質な油を食べれば良質な細胞膜ができ、悪い油を食べればそれで細胞膜がつくられます。それが、腸の働きを決め、病気の起こりやすさを決めることにもなってきます。油にかけるお金は、将来、医療費に大変な額を費やさないための投資ともいえるのです。

アマニ油かエゴマ油、どちらか一方でよいので、1日大さじ1杯食べるようにしましょう。

オリーブオイルは腸をポカポカに

安価な植物油にはオメガ6脂肪酸が多く含まれます。大量生産され、大容量のプラスチック容器に入れられた油は、製造過程にも問題があります。いずれも高温で加熱しながら油を大量に抽出し、脱臭と漂白を行います。その過程にて、トランス脂肪酸だけでなく、神経毒になる成分をつくり出すことがわかっています。こうした油は、できる限り避けることです。

では、加熱調理にはどんな油を使うとよいでしょうか。

おすすめはオリーブオイルです。オリーブオイルの主な脂肪酸は、オレイン酸というオメガ9脂肪酸です。これは必須脂肪酸ではありません。必須脂肪酸の摂取バランスを乱す心配がないのです。しかも、オレイン酸は酸化されにくく安定しているので加熱調理にも向きます。

腸の健康にもよい油です。保温効果に優れているのです。

冷えは、腸にとって大敵です。腸が冷えると働きは著しく低下します。排便する力も弱まります。便秘症の人の腸は、たいがい冷えています。下腹部を触ってみてください。腸のある深部が冷えていれば、体の表面もまた冷たくなっているものです。

反対に、オリーブオイルをとると腸が温まり、便秘の解消に効きます。

しかも、オリーブオイルは小腸にて吸収されにくく、そのまま腸の内容物に含まれます。それによって、大便が腸管をなめらかにすべっていきます。

事実、オリーブオイルの名産地イタリアでは、便秘の予防にオリーブオイルをひとさじ飲むそうです。

オリーブオイルには、いくつかの種類があります。おすすめは、エキストラ・バージン・

オリーブオイルです。これは、オリーブの果実を搾ってろ過しただけの、科学処理をしていない油です。低温圧搾という昔ながらの方法で、熱も化学薬品も加えず、手間ひまかけれてつくられています。酸度は、0・8パーセント以下と国際オリーブ協会（IOC）にて規定されています。こうした良質のオイルを選びましょう。

ただ、エキストラ・バージン・オリーブオイル（EVオリーブオイルとも）とパッケージに記載されながら、硬化油を混ぜるなど、長期保存できるよう加工された油が出回っているのも事実です。

これはあらゆる油にいえることですが、油とは本来、生鮮食品です。光が煌々とあたるスーパーの陳列棚に長期保存しても品質が変わらないのはおかしいのです。昔は、油は痛みやすい食品としてなるべく早く使い、冷暗所で保存するのが常識でした。

腸によい油を見極めるポイントは、そこにあります。第一には遮光性の高い色つきのビンに入っていること。第二には安すぎないこと。手間暇かけて製造する油は、値段は高めですが、健康効果は高く、味もおいしいのです。

キノコのオリーブオイル漬けで快便に

一つ、オリーブオイルを使った常備菜を紹介しましょう。便秘解消によいつくり置き料理です。「キノコのオリーブオイル漬け」です。10分でつくれる簡単料理なので、ぜひつくり置きして、毎日食べてください。

キノコも快便効果の高い食材です。不溶性の食物繊維も水溶性の食物繊維もどちらも含まれる、腸の健康増進によい理想的な食材なのです。しかも、免疫力の向上に効くβ-グルカンも豊富です。免疫力が高まれば、便秘がちな腸で起こっている炎症を鎮めることができます。

準備するキノコは、なんでも大丈夫です。ただ、数種類使うのが理想です。キノコには食物繊維の他にも、健康効果の高い栄養素がたっぷり含まれます。たとえば、エノキには、脂肪燃焼をうながすエノキタケリノール酸があります。マイタケには、糖尿病の予防と改善によい成分がさまざま含まれるうえ、ダイエット効果も高いキノコです。シイタケは、エリタデニンという血液中のコレステロール値を下げる成分が含まれ、動脈硬化の予防と改善に働きます。いずれのキノコにも、それぞれに独特の栄養素がありま

「キノコのオリーブオイル漬け」のつくり方

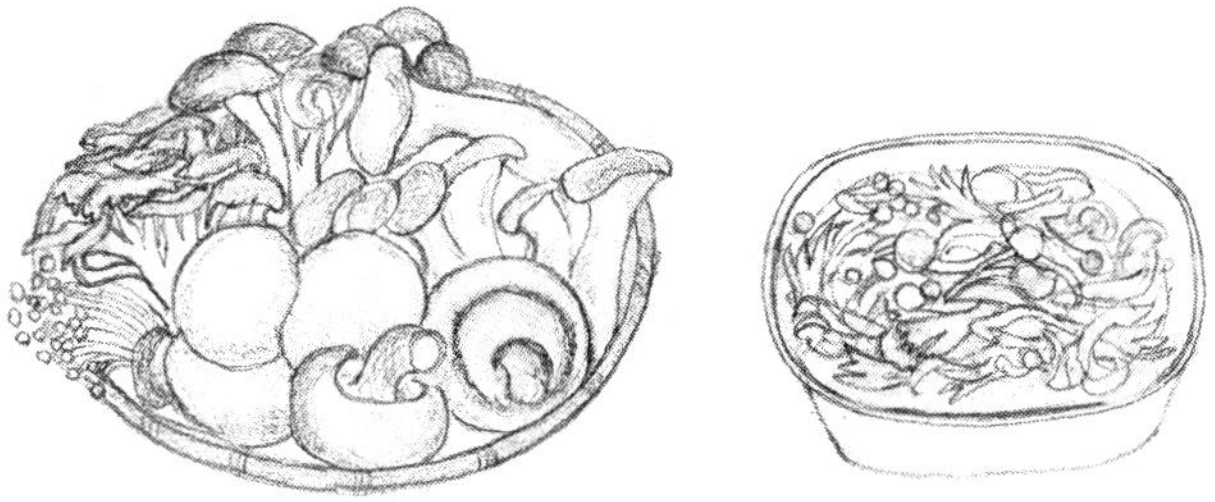

キノコの石づきをとり、少量のオリーブオイルで炒め、塩コショウで味つけする。炒めたキノコを保存容器に入れ、キノコが浸かる程度までオリーブオイルを注ぐ。キノコが冷めたらフタをして完成。冷蔵庫で保存し、1週間くらいで食べきろう。

す。

キノコは一年中価格が安定し、スーパーや八百屋などでは格安で売られていることも多々あります。私もスーパーをのぞいては、安売りしているキノコを見つけたら、数種類を一度に買い込み、キノコのオリーブオイル漬けをつくって、冷蔵庫にストックしています。

キノコは火を通すとカサが減るので、「こんなにたくさんで大丈夫かな」というくらいの量をフライパンに入れて大丈夫です。ぜひ、いろいろな種類のキノコを使って調理してください。

キノコのオリーブオイル漬けは、そのまま食べてもおいしいですが、さまざまな料理にもアレンジできます。納豆や青菜のおひたし、ゆでもち麦とあえてもよいですし、炒め物やサラダにプラスするのもおすすめです。ステーキを焼いて、そこにソースのように上からのせても美味です。白身魚や鮭のホイル焼きに使ってもよいでしょう。

私はパスタなど糖質を多く含むものは健康上口にしませんが、女性には「無性にパスタが食べたい」と思うことがあると聞きます。そんなときには、食物繊維の豊富な食材を具材に使うことです。キノコのオイル漬けを茹でたパスタとあえれば、それだけで便秘解消効果の高いメイン料理になるでしょう。

便秘体質を解消する新習慣　その5

毎日、アマニ油を大さじ1杯食べ、炒め物にはＥＸオリーブオイルを使えば、腸管の炎症もよくなる。

第6章
便秘体質を治したければ「腸時計」を守りなさい
~腸リズムで暮らすと、幸せも手に入る~

腸内細菌と仲良くしてこそ便は出る

私の専門は寄生虫学、熱帯医学、感染免疫学です。人の腸にすむ生き物たちを研究するために、世界各地の発展途上国をめぐり、ウンコを集めて調査してきました。それによってわかったことの一つは、国や地域によってウンコの大きさが違うことです。

たとえば、ニューギニアの人たちは1日およそ1キロものウンコをします。何が入っているのかと顕微鏡でのぞいてみると、腸内細菌の数が非常に多いのです。

便の量が多いということは、それだけたくさんの腸内細菌が腸にすんでいるということです。ウンコの約20％が腸内細菌とその死骸ですから、ニューギニアの人たちは毎日200グラムもの腸内細菌をウンコとして出していることになります。

日本人の大便は、健康な人でも1日に200グラム出ればよいほうです。それだけでも、ニューギニアの人に比べて、私たちの腸内フローラがいかに貧弱かわかります。

メキシコの人たちのウンコも、ニューギニア人に劣らず立派でした。メキシコ人は1日に1人当たりで93・6グラムも食物繊維をとっています。前述したように、食物繊維は腸内細菌が好んで食べるエサです。その摂取量が増えれば腸内細菌も増加し、排便量も増えます。

一方、日本人の食物繊維の摂取量は、目標値が成人で19グラム以上です（「日本人の食事摂取基準」２０１５年版）。実際の摂取量は、だいたい15グラム程度であり、若い世代ではさらに摂取量が減っていると推測されます。メキシコ人に比べると、日本人の平均的な摂取量はなんと6分の1にも満たないのです。エサが少なければ、自ずと腸内細菌の数も減ります。

大便は、腸内細菌がいてくれてこそ出るものです。腸内細菌を増やしてこそ、朝食後腸が働き数時間で、よい大便を毎朝見ることができるのです。

自殺大国は便秘大国でもある

世界中のウンコを調べていて、もう一つ重大なことがわかりました。

ウンコの大きい国、そして食物繊維の摂取量の多い国は、おしなべて自殺者の数が少ないということです。反対に、日本のように大便が小さく、食物繊維の摂取量の少ない国は、自殺者の数も非常に多くなっています。

メキシコも自殺者の少ない国です。陽気な気質の民族だからだろうという人もいますが、国の経済力は低く、貧困や治安の悪さに苦しむ国でもあります。それでも、陽気さを失わない国民性は、どこからきているのでしょうか。彼らの腸内細菌の豊かさに一因があると考えられるのです。

私は最近、幸せホルモンと呼ばれるセロトニンが、腸内細菌の力を借りて合成されること、その前駆体が腸内細菌によって脳内に送られていることを報告しました。

人が幸せを感じるのは、脳から分泌される神経伝達物質が関係しています。その一つがセロトニンで、歓喜や快楽を伝えるホルモンです。この幸せホルモンが不足すれば、キレやすい精神状態がつくられ、憂うつ感や不安感が強くなります。さらに減ってしまうと、幸福感を覚える力が失われてうつ病になり、死にたい気持ちでいっぱいになるのです。

このセロトニンは、脳内の伝達物質の一つですが、体内に存在する全体量の90パーセントが腸にあります。脳にあるのは、わずか2パーセントです。そのたかだか2パーセントのセロトニンが、脳内にて人間の精神活動に大きく関与しているのです。

セロトニンは、卵や魚、豆、乳製品などに含まれるトリプトファンという必須アミノ酸を原料に合成されます。だからといって、それらを食べても、そのままセロトニンが増えるわけではありません。腸内細菌がバランスよく存在しないと、セロトニンはつくられないからです。

なぜなら、腸内にてセロトニンが合成される際、一つひとつの段階にてビタミン類が使われます。その大事なビタミン類を合成しているのが、腸内細菌です。人間の腸は、食べたものからビタミン類を合成する能力を持っていません。変わって合成してくれているのが、腸内細菌なのです。

また、セロトニンは腸にあるＥＣ細胞と呼ばれる細胞でつくられています。この合成に腸内細菌が関係していることもわかっています。

こうしたことから、腸内フローラが貧弱な状態にあると、セロトニンの合成量が減り、必然的に脳内に送られるセロトニンの前駆体の量も少なくなります。幸福感を得にくいメンタルの背景には、腸内フローラの貧弱化があったのです。

とくに便秘症の人は注意してください。大便が小さいということは腸内フローラが貧弱化している現れです。便秘症の人ほどうつ病になりやすいのは明らかな事実です。

「何をやってもうまくいかない」「自分はダメな人間だ」「元気を出したいのに力がでない」「小さなことだと思うのに気になってしかたがない」

そんな思いが心を支配してしまうのは、メンタルが弱いからではなく、腸内フローラが貧弱だからです。ですから、自分を変えようとがんばる前に、腸内フローラを変えることです。ストレスに追い込まれる前に腸内フローラ食生活を始めましょう。

日本では1日になんと100人もの人が自らの命を絶っていると推計されています。「自殺大国は便秘大国」です。日本人を元気にするためにも、人の心に悪影響を与えている便秘を一掃したいと思います。

心の状態を決めるのは腸内フローラだ

便秘が治ると、心がおだやかになります。すぐにイライラして怒りっぽかったり、不安になりやすかったりする気持ちが、ウソのように消えていくのです。心とおなかにズシンとのしかかっていた重しがなくなるような感じで、とてもラクになります。

よく「心はどこにあるのか」ということが議論になります。「脳」という人がいれば、「心臓」という人もいます。「全身」という人もいるでしょう。

私は、腸にあると考えています。幸せホルモンであるセロトニンは、腸内細菌がつくったその前駆体が脳に送られてこそ、分泌されます。もう一つの幸せホルモンであるドーパミンの前駆体の生成にも、腸内細菌が関与しています。

ドーパミンは、気持ちを奮い立たせたり、やる気を起こしたりするホルモンです。このドーパミンが分泌されていると、高い目標もがんばって成しとげようとする意欲がわいてきます。人生をよりよく築いていくうえで欠かせないホルモンです。

人の心の状態を決定づけるこれらの幸せホルモンは、もともと腸内細菌どうしが情報を伝えあう伝達物質だったのです。

人類の祖先をはるか昔までさかのぼると、腔腸動物にたどりつきます。ヒドラやイソギンチャクのように、腸だけで生きている動物です。人間の持つ臓器の中で、いちばん早く地球上に現れたのが腸です。そのときにはすでに腸内細菌たちが存在し、伝達物質を分泌させて連携をとっていたのです。

その後、長い時間をかけて、腸をもとに心臓や肺、肝臓、腎臓など内臓のすべてがつくられていきました。そして、もっとも上部にあった腸が、脳へと進化したのです。

事実、腸には大脳と同じくらいの数の神経伝達物質が存在しています。それは、脳のなかった時代、腸が思考や判断の中心だったころの名残です。そして今も、命に直結する判断は、ともに腸もしています。そんな腸の思考をつかさどっているのが、腸内細菌のつくる幸せホルモンなのです。

しかし、便秘の腸では、セロトニンやドーパミンの前駆体の生成を腸内細菌がうまくできません。腸内フローラの状態が悪く、生成力が衰えてしまうのです。こうなると、精神が安定しなくなります。

あなたの心が安定しないのは、あなたのせいではありません。腸内フローラの状態が悪いのです。便秘を解消すれば、必ず心に明るさとおだやかさが戻ってきます。

人生の楽しみも喜びも幸福感も高まるでしょう。そうだとすれば、腸の健康に積極的に励む意義は高いはずです。心がつらいときには、心を変えようと思うより先に、腸内フローラを変えることが大事なのです。

腸内細菌と身の回りにいる菌は仲間

もう一つ、日本人に便秘が多いのは、超清潔志向が強まっていることも関係していると私は考えています。

私たちの腸にいる菌の多くは、土壌菌の仲間たちです。前述したデブ菌もヤセ菌も日和見菌は、ほとんどが土壌菌の仲間です。理想の腸内バランスは「日和見菌7割（この中にヤセ菌、デブ菌も含む）、善玉菌2割、悪玉菌1割」であることは前述しました。つまり、腸内フローラの最大勢力は、日和見菌であり、土壌菌の仲間たちなのです。

しかも、善玉菌の代表である乳酸菌も、土壌菌の一種とも数えられます。みなさんは、乳酸菌はヨーグルトの中にいる菌と思っているかもしれません。しかし、乳酸菌は土の中にもいます。植物がよりよく育つ土をつくるためにも働いている菌なのです。

土壌菌は、私たちの身の回りにもたくさんいます。テーブルや床にもいます。そうしたところには、乳酸菌もまた生息しているということです。

さらに、おいしい納豆をつくってくれる納豆菌も、土壌菌の仲間です。納豆を毎日食べると健康になるのは、腸内細菌の最大勢力である土壌菌を摂取できるからです。

ところが日本人の多くは、身の回りの菌をみな「悪いもの」ととらえています。土壌菌は腸内細菌の大事な仲間で、腸内フローラは身の回り菌が腸に入ってきてこそ活性化されるというのに、それを知らない人が多すぎます。それどころか「細菌＝バイキン＝不潔」という誤ったイメージでしかも、退治する対象としているのです。

みなさんも、殺菌や除菌などの作用を持つスプレーをあちこちにまいてはいませんか？　台所では殺菌力の高い洗剤を使い、テーブルやドアの取っ手もアルコール除菌する入念さ。衣類にいる菌さえ許さず、洗濯洗剤にも抗菌剤を含ませる徹底ぶりです。

身の回りの菌を排除することは、土壌菌が腸に入ってくるチャンスを著しく減らします。反面、腸内細菌にダメージを与える薬剤を、腸に入れる機会を増やすのです。

なぜ日本人は、身の回りの菌にこんなにも恐れを抱くようになってしまったのでしょうか。

理由の一つに、テレビコマーシャルの影響をあげられます。身の回りの菌がウジャウジャと増え、私たちに襲いかかり、平穏な生活を脅かすような映像が、テレビコマーシャルではたびたび流されます。そんな映像を日々くり返し見ていると、菌とはなんと怖いものかと、脳に刷り込まれてしまうのです。

しかし、あれらはすべてイメージ映像です。目に見えない菌を敵視すれば、人は漠然とした恐怖を感じます。そこが商品を売る上でのマーケティングで狙いどころなのです。

そろそろ大きな誤解から目覚めるときです。菌の中には人間の強い味方になってくれるものもたくさんいるのです。

「風邪を引かない、感染症に強い」は腸元気人の証明

そもそも私たちの身の回りには、ただちに人の命を奪うような怖い菌はいません。腸内フローラが貧弱な状態にあると、ちょっと悪さをする程度の「チョイ悪菌」はいます。しかし、チョイ悪菌によって、おなかを痛くしたり、熱が出たりするのは、腸内フローラが育っていない証拠です。数も種類も不足しているため、チョイ悪菌を追い出す力が弱く、腸での好き勝手なふるまいを許してしまうのです。

感染性胃腸炎を起こしたり、風邪を引いたり、熱を出したりするのは、腸内フローラの排除機能が働いていないためでもあります。そうした感染症が頻繁に起こるならば、腸内フローラはかなり深刻な状態にあるといえるでしょう。とくに、腸内フローラが貧弱化している便秘症の人は、感染症を起こしやすい状態にあるといえます。

そんなとき、私たちがするべきことは一つ。チョイ悪菌をしっかり排除できるだけの

腸内フローラを築くことです。それは、チョイ悪菌が体内に入らないよう、除菌や殺菌に熱心になることではありません。

そもそも、薬剤の力でチョイ悪菌だけを排除することなどできません。それを試みれば、身の回りにいる善良な土壌菌たちまで排除することになります。それは、自らの腸内フローラを貧弱化させることにつながります。

身の回りの菌を殺すことより、まわりの菌を生かし、味方にするべき菌をどんどん増やしましょう。

必要なのは、むしろ身の回りの菌とおおらかに接し、仲良くすることです。

「殺菌生活」は体を弱くする

身の回りの菌と仲良くするとは、どういうことでしょうか。

むやみに薬剤を使って、それを排除しないことです。

たとえば、ふだんの手洗いに石けんはいりません。薬用石けんなどもってのほかです。

人の皮膚にもたくさんの常在菌がいて、外敵となる菌がそこにくっつかないよう酸性のバリアをつくって守ってくれています。それにもかかわらず、石けんで手洗いをすると、皮膚を守る常在菌《じょうざいきん》の9割を洗い流してしまうことになります。

ただし、1割の菌が残っていれば、12時間後にはだいたいもとの状態にまで戻ります。ですから、入浴時に1回だけ石けんを使うのはOK。しかし、トイレのたびに石けんで手を洗ったり、薬用石けんのような殺菌力の強い洗剤を使ったりしてしまうと、皮膚常在菌の著しく減った状態で私たちは過ごすことになります。

これが何を意味するかわかりますか？

皮膚常在菌のバリア機能が働かない皮膚は、チョイ悪菌がくっつきやすい状態にあります。手洗いに熱心な人ほど、風邪を引きやすいということです。

大便をしたあとの手洗いも、流水で10秒洗えば十分。たとえ手に大便がついてしまったとしても、そこにいるのはあなたのおなかにいた腸内細菌たちで、決して汚いものではありません。そんな彼らも、皮膚常在菌のバリアが働いていれば、流水で手を洗えば流せます。

身の回りの細菌と仲良くする第一歩は、手洗いのしかたにあります。手洗いをしすぎる潔癖症の人ほど、腸内フローラは貧弱になります。便秘を解消したいならば、ふだんの手洗いに石けんを使わないことです。目に見えない殺菌を必要以上に恐れると体に味方する菌もいなくなり、感染症を受けやすくなります。味方の菌を増やして、腸内フローラさえしっかりしていれば、多くの感染症は防げるのです。

「快便タイム」を大事にすることが健康の基本

排便はトイレでしますよね。外出中に便意を感じたら、公衆トイレに入ることになります。ところが、外のトイレでは排便できないという女性が大勢います。多くの女性の便秘は、始まりがここにあります。便意を感じるのは一日の体内リズムの中で、その時間に出たくなるように腸が習慣づけています。それは人間にとって食べる時間と同様にとても重要なことです。

最近は、駅のトイレもずいぶんきれいなところが増えました。以前は、「キタナイから入りたくない」という声を多く聞きましたが、現在は外出中に便意をがまんしてしまう理由は違うところにあるようです。

それは外出先で「恥ずかしいから大便をしたくない」というものです。オナラの音が外にもれるのも嫌ですし、残り香も恥ずかしいというのです。

しかし、排便は誰でもすること。排泄と食事は表裏一体。食事を外でするのが平気ならば、排便も堂々としてみてはいかがでしょうか。私は便意を感じたら、たとえ大事な会議中でも、美しい女性と食事中でも、おくせずトイレに行きます。排便とは、人が生きるためにもっとも重要で、神聖な行為でもあると思うからです。大体、便はなぜ茶褐色かというと胆のうにある胆汁などの含まれた代謝産物がかたまったものだからです。昔は農作物を育てるための大切な肥料として珍重したように、忌み嫌うべきものではありません。

日本では、トイレは昔から神様がいるところとされ、とても重要な場所とされてきました。神聖な場所とされていたのです。また、「雪隠」という言葉も使われてきました。トイレは汚いことが多いので、せめて字だけでも美しく「雪」という字を使ったのでしょう。

「野雪隠《のせっちん》」という言葉もあります。「野の中にある便所」という意味です。しかし、実際に野原の真ん中にトイレがあるのではありません。便所のない大自然の中で堂々とウンコをすることが「野雪隠」。登山家の隠語では「花を摘みにいく」、ときれいに表現し、下品な言い方を許してもらえれば「野グソ」です。農耕民族であった日本人は、農作業の間に平気で野グソをしていました。オシッコに関しても、婦人でさえも立ち小便は平気でした。

かつての日本人は、自然の中での排泄に神様の懐に抱かれているような心地よさを感じ、誰かが見ているかなど気にもせず、堂々と立派な一本をしていたのでした。

それなのに、現代社会はどうでしょう。食ばかりが重んじられ、排泄は軽んじられています。「健康によい食べ物」については、テレビでも新聞でも雑誌でも毎日報道されているのに、「健康のためのウンコ」については、誰も口にしません。排泄と食事は表裏一体なのに、こんなのはおかしいでしょう。

便意を押さえ込めば、排便は遠のきます。そんなことを毎日くり返してしまうと、やがて便意を感じられなくなり、便秘になります。外出中であっても、便意は逃してはいけません。便意に素直にしたがわずして、便秘を治すことはできないのです。

「快便タイム」の重要性をもっと知ってほしいと思います。

腸内洗浄は、便秘体質の人にかぎらず危険

公衆トイレで排便できない女性たちの間で、おかしな排便法が広がっています。腸内洗浄です。「コロンクレンジング」ともいわれます。コロンとは大腸のことで、クレンジングは汚れを落とすという意味です。

人肌に温めた蒸留水や専用の溶液を肛門から入れ、大腸の中をきれいに洗い流そうというのがコロンクレンジング（腸内洗浄）です。これによって腸の運動を促進させ、たまった老廃物を出すという方法です。腸がきれいになれば、お肌もきれいになるという宣伝文句で、美容業界でも人気の施術の一つにもなっています。

体験者の声などという文章を読むと、

「お肌がピチピチになった」「おなかがスッキリして、調子がいい」

と好評のようです。そんな声を知ると、便秘症の人は試してみたくなるでしょう。

確かにイメージとしてはスッキリします。しかし、こんな強制的な排便がよいはずがありません。

「宿便がとれて、腸がきれいになる」

という宣伝文句もよく見かけます。しかし、実際に「宿便」という現象はあり得ないことです。

　便秘症の人の腸には、大便がヘドロのようにこびりついているという人がいます。しかし、腸の壁に便がこびりつくことはありません。なぜなら、腸の壁は新陳代謝によって非常に速いスピードで新しく生まれ変わっているからです。

　前述もしたとおり、腸の細胞はわずか2～3日という短期間で古いものが新しいものへと入れ替わっています。その古い細胞がはがれ落ちることによって、腸壁はいつもきれいな状態に保たれます。そうでなければ、免疫細胞も腸内細菌もまともに働くことができず、人は生命を維持できないでしょう。

　しかも、腸内を洗い流すという行為は、危険極まりないことです。大腸の中に息づく腸内フローラという生態系を破壊するからです。腸内洗浄によって排除されるのは、大便や悪玉菌ばかりではありません。善玉菌もヤセ菌もみんな同じように洗い流してしまうのです。

「人は生後1年かけて腸内フローラの土台を築く」というお話をしました。それをもとに、免疫力を発達させていくことになります。それにもかかわらず、腸内洗浄をし、腸内細菌を根こそぎ洗い流したらどうなるでしょうか。腸は再び無菌状態に戻され、免疲力は著しく減退します。再び腸内フローラが育ってくるまで、そんな危険な状態で過ごさなければならなくなるのです。

また、自分で腸内洗浄を行い、誤って腸を傷つけるという事故も起こっています。腸が破けるということは、生命の危険に直結する問題です。

便秘症の人が腸内洗浄に手を出せば、ますます自然な排便は遠のいていくことになります。上から食べて下から出すのが、人としての自然です。下から入れて下から出すという不自然なことを腸に強いてしまえば、自然に排便する力を奪ってしまうことになります。

腸内洗浄を便秘の解消のためにやってはいけません。そんな危険な行為に手を出すくらいならば、毎日の朝食後に1分だけトイレに座り、排便習慣をつける努力をしましょう。

便秘は排便習慣が十分身についていないことも原因の一つです。失われた排便習慣と排便リズムをとり戻すには、便意がなくても毎日朝食後に必ずトイレに座る習慣を持つこと。こうしたささやかな習慣を築くことも、便秘の解消には必要なことだったのです。

便秘体質を解消する新習慣　その6

ふだんの手洗いに石けんは使わず、
便意を感じたら外出中でも
トイレへGO!

第7章

藤田式ラクラク快便体操

「腸体操」と「お尻体操」でみるみる排便力がつく

～この腸への刺激と筋力でこんなに簡単にスーと出る～

相撲のポーズ「またわり」体操で快便筋肉を鍛える

快便力を高めるには、適度の運動も大事です。だからといって、大変な運動をする必要もありません。快便のための運動とは、簡単でよいのです。

本章では簡単なのに、スコーンと排便力が高まる体操を三つ、そして呼吸法を一つお教えしましょう。体操は、テレビを見ながらでもＯＫ。呼吸法は、朝の起床後に行います。

まず一つめの体操です。「またわり」です。

またわりとは、お相撲さんが股関節の可動域を広げるためにする基本運動の一つです。ただ、私たちはお相撲さんになるためにこの体操をするのではないので、無理なく、心地よいと感じる範囲で実践していくことを原則としてください。

便を押し出すために必要な筋肉は三つあります。腹筋と内肛門括約筋《こうもんかつやくきん》と外肛門括約筋です。

腹筋はご存じのとおり、おなかの筋肉で、その力で腸を刺激し、便を押し出します。

またわり体操

① 肩幅より大きく足を開いて立ち、膝を曲げてお尻を落とす。両手は膝の手前、内ももに指先を向ける形で置く。

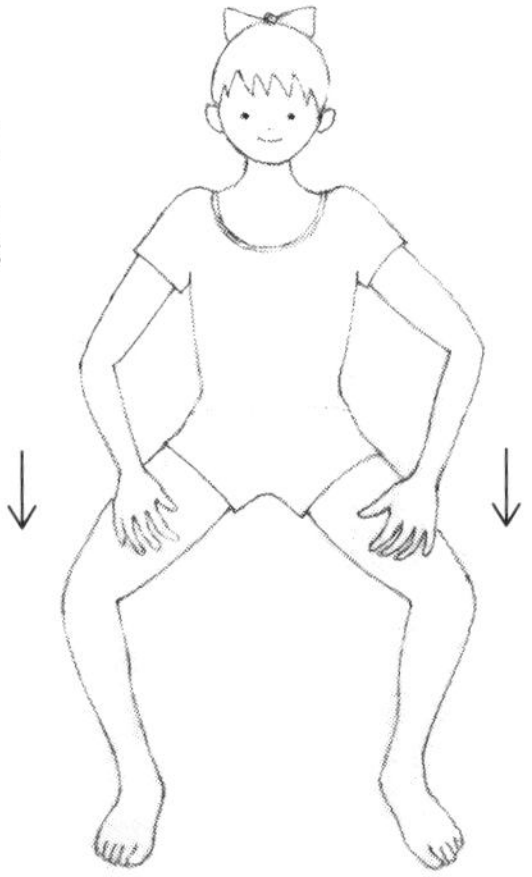

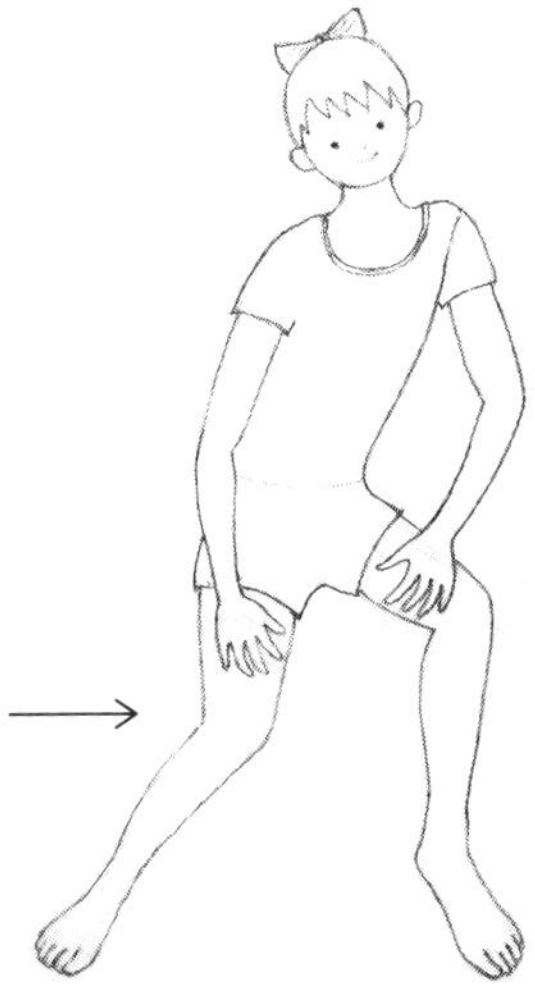

② 右肩を内側にゆっくりと入れていき、腰をひねり、手は内ももを押す。股関節、腰が心地よく伸びることを意識する。腰をひねる際、息をゆっくりと吐きつつ、肛門をキュッとしめる。

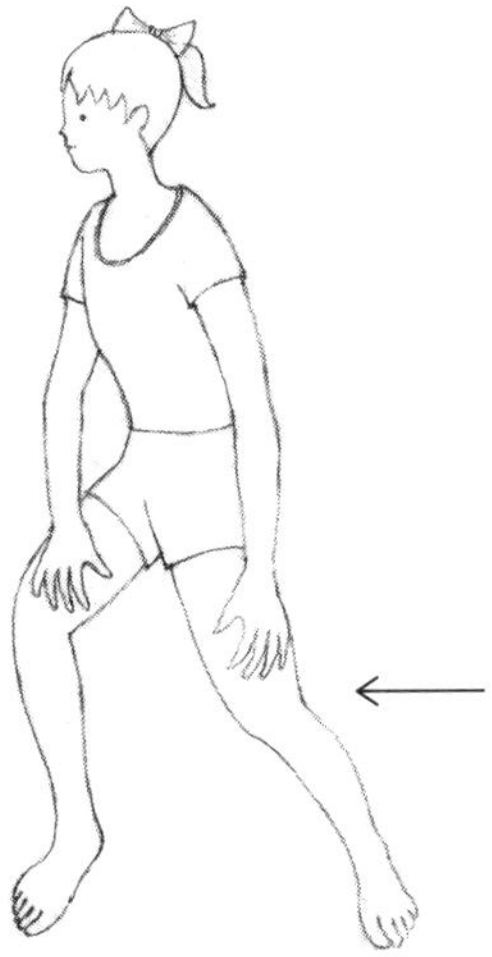

③ 反対側も同様に行う。

④ これを１日に2～３回行う。

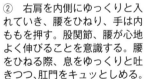

内肛門括約筋は、肛門をしめたりゆるめたりする筋肉で、腸の一部です。自律神経がコントロールしています。そのため、自分の意志で動かすことはできません。

外肛門括約筋も、肛門の筋肉ですが、こちらは自分の意志で動かせる筋肉です。便意を感じても、トイレに座るまで大便をもらさずにすむのは、外肛門括約筋が肛門をキュッとしめているからです。

またわりでは、この外肛門括約筋と腹筋という快便2大筋肉を鍛えていきます。

「お尻歩き」体操で胃腸を正しく支える力を鍛える

次も、腹筋と外肛門括約筋を鍛える体操です。

「お尻歩き」です。

簡単な体操ですが、腹筋と外肛門括約筋を同時に動かし、強化していくことができます。

また、排便力の向上にはお尻の力も大事です。お尻歩きでは、お尻全体の筋肉を使って、腸を下から支える筋肉を鍛えていきます。

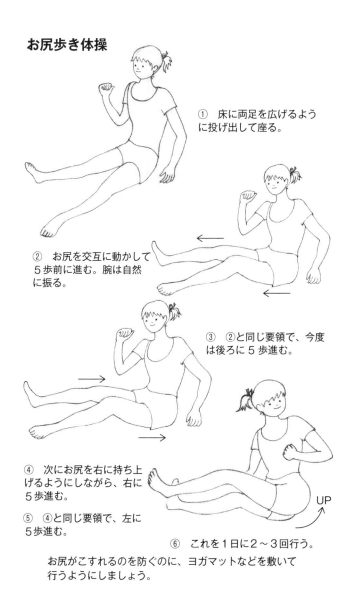

お尻歩き体操

①　床に両足を広げるように投げ出して座る。

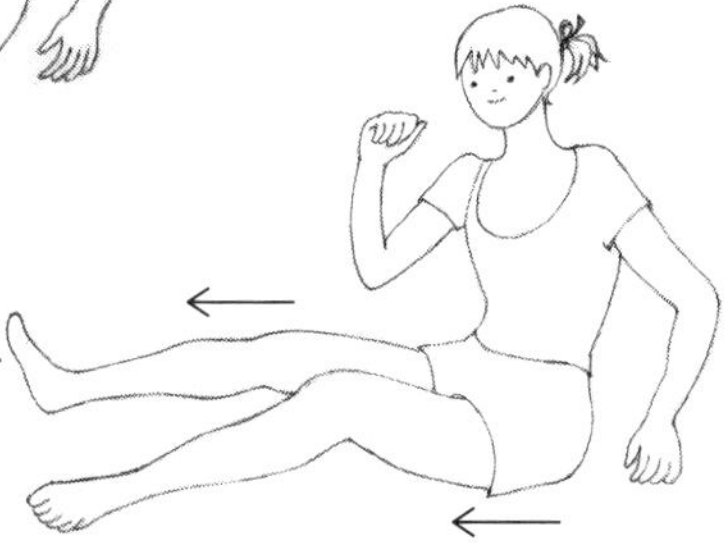

②　お尻を交互に動かして５歩前に進む。腕は自然に振る。

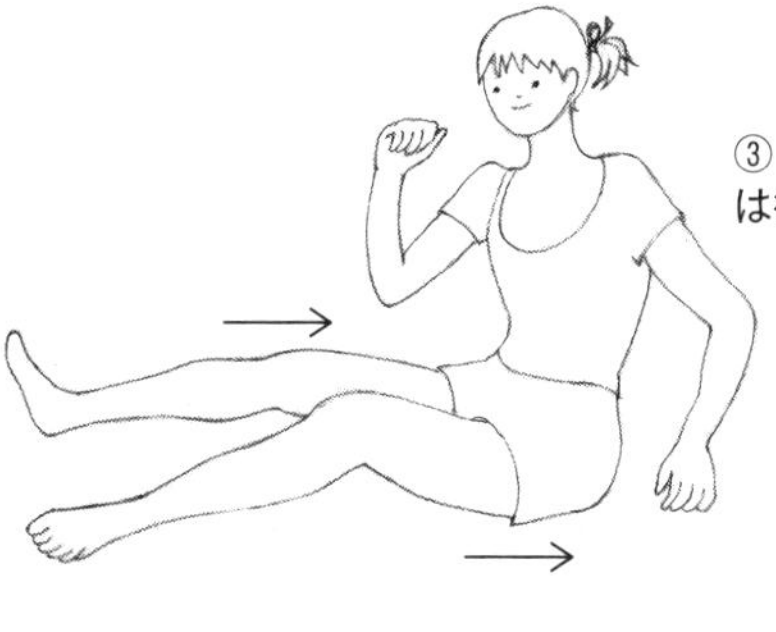

③　②と同じ要領で、今度は後ろに５歩進む。

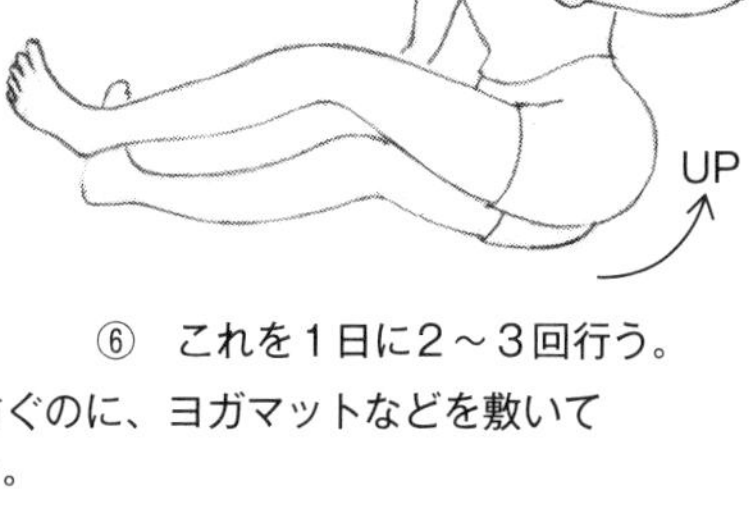

④　次にお尻を右に持ち上げるようにしながら、右に５歩進む。

⑤　④と同じ要領で、左に５歩進む。

⑥　これを１日に２～３回行う。

お尻がこすれるのを防ぐのに、ヨガマットなどを敷いて行うようにしましょう。

お尻全体の筋肉を鍛えることは、骨盤の矯正にも役立ちます。

お尻の筋肉が衰えると、それが支えていた骨盤にも歪みが生じるようになります。骨がずれてきてしまうのです。

骨盤は、上半身全体を下から支える、非常に大事で大きな骨の組みあわせです。これが歪んで正しい形が崩れると、内臓諸器官をしっかりと支えられなくなります。それによって、胃腸は圧迫されます。すると、働きが悪くなるとともに、便秘が起こりやすくなります。

こうしたことを防ぐためにも、お尻歩きのようなお尻の筋肉全体を鍛えるような体操を行い、骨盤を正しい位置に戻していくことが大事なのです。

しかも、お尻歩きは、おなかをひねりながら行うことになるため、腸によい刺激を与えることができます。

「腸ひねり」体操と「腸さすり」で腸の血流をよくする

大腸にたまった大便は、大腸に刺激を与え、蠕動運動をうながすことで、肛門まで

腸ひねり体操

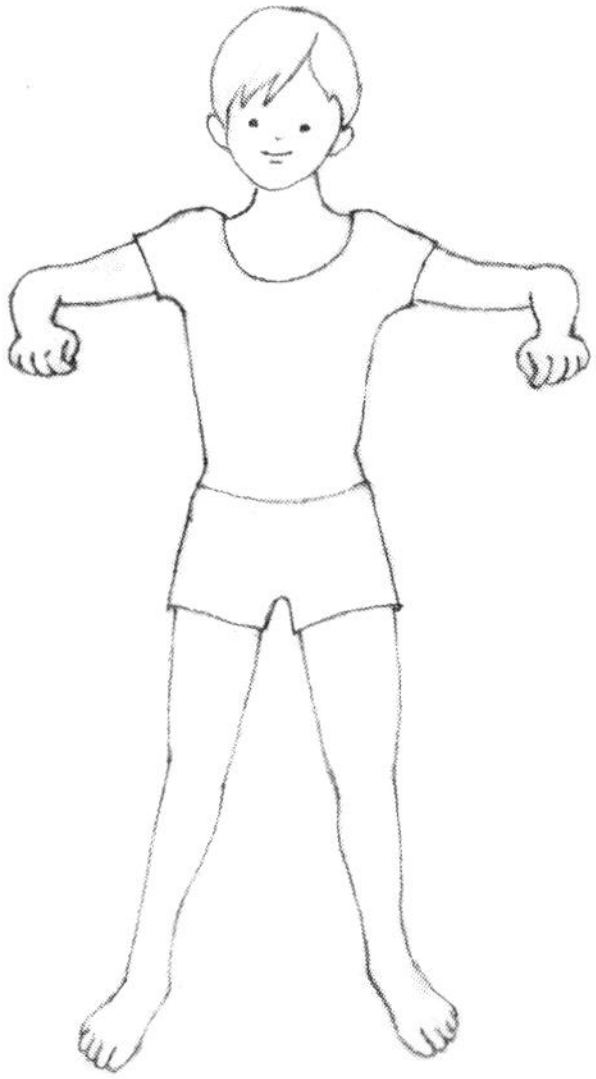

① 両足を肩幅程度に開き、つま先は正面に向ける。両腕を横に伸ばしたらひじを曲げ、手はグーに握る。

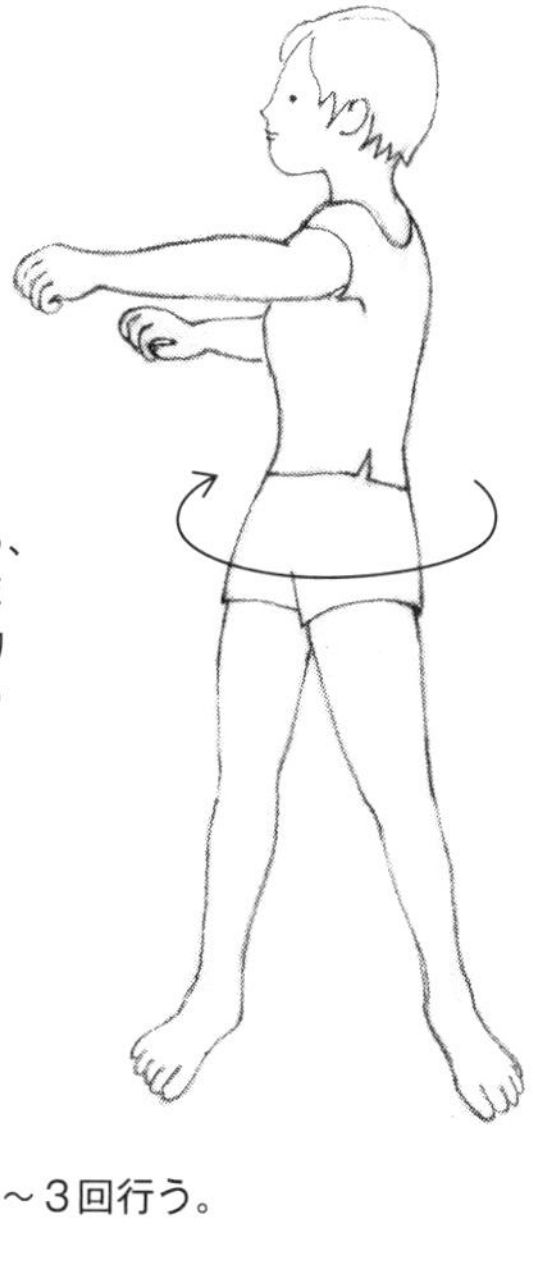

② 息をゆっくりと吐きながら、腰をゆっくりとできるところまで右側に回す。このとき、反動をつけないこと。回しきったらそのまま５秒間キープ。ゆっくりもとに戻る。

③ ②と同じ要領で左側にも回す。

④ これを１日に２～３回行う。

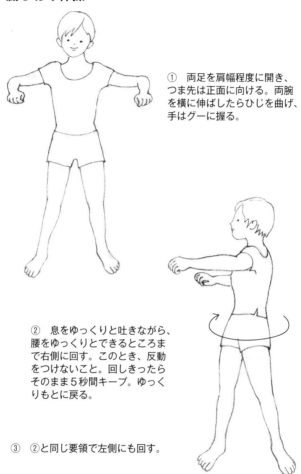

進ませることができます。そこで実践したいのが、「腸ひねり」です。

この体操も、やり方はとても簡単。腰を左右にゆっくりとひねっていくことで、大腸の動きを外から活発化させていきます。同時におなかの両サイドの筋肉も刺激していけるので、ウエストダウンにも役立つでしょう。

また、腰をひねる際、腕の力も使うことになります。このとき、背中にある肩甲骨周辺の筋肉も伸ばすことも意識してみてください。肩甲骨周辺の筋肉には、エネルギー代謝をよくする褐色脂肪細胞という細胞が集中しています。その細胞を刺激することで、脂肪の燃えやすい体づくりを行っていくことができます。

また、肩甲骨を動かすことで、肩こりも改善されます。肩がこるということは、血流やリンパの流れが悪化していることを表します。血液やリンパは、たえず体中をめぐっています。肩こりがあるということは、肩だけでなく、体全体のめぐりが悪くなっていることを示します。それは、腸のめぐりも滞っていることを意味するでしょう。

肩こりと便秘はまったく異なる症状のようにも感じますが、いずれも血液やリンパの流れを悪化させる症状です。ですから、同時に改善させていくことが大事なのです。

このとき、脇腹をつかむように左右の手を押し当ててやると腸をさらに刺激して効果的です。お腹＝腸は骨でガードされていないので、昔からおへそを中心に「の」の字を書くようにさするとお通じが良くなるともいわれました。これも腸を直接手で刺激して働きを活性化することにつながるからです。

目覚めに腸活性深呼吸をすれば、良質の便意が起こる

朝、起きたら私はまず、コップ1〜2杯の硬水をいっきに飲み干します。次にベランダに出ます。曇っていても、雨が降っていても、ベランダに出て、朝の新鮮な空気を腸にたくさん送り込んであげます。このとき体全体で深呼吸する要領で背中をそらし、お腹いっぱいに息を吸いこんで、次に両手をこごめ、お腹から息を吐き出してあげます。吸って吐いてを繰り返し3分間、そうすることで、腸の蠕動運動がうながされ、便意が起こりやすくなります。

たったこれだけのことですが、この時間を持つかどうかで、便意の起こり方はまったく違ってきます。私も、出張中や早朝に出かけなくてはいけないときなど、この時間をとれないことがあります。すると、どうにもすっきりと便意が起こらないのです。「き

たかな」と思っても、波のようにスーッと引いていき、これをグズグズくり返すような感じで、排便のタイミングをつかみにくくなってしまうのです。

一方、朝日を浴びながら、深呼吸をするというわずか3分間の時間を持つと、朝食後にズシンと非常によい便意を感じます。それを得てからトイレに座ると、スコーンと手応えのある快便を達成できるのです。

自分の目が覚めたら、次は腸もスッキリと目覚めさせてあげることです。その儀式として大事なのが、

◎コップ1～2杯の硬水

◎外に出て、朝の新鮮な空気をたっぷりと吸い込むこと

◎朝ご飯

という3点です。

「コップ1～2杯の硬水」と「朝ご飯」については、すでに述べました。ここでは、深呼吸のしかたについてお話しましょう。

深呼吸の際、意識を置きたい場所は「丹田《たんでん》」です。私も長い間、丹田を意識した呼吸を自らの健康法の一つとしてきました。ヨガでは呼吸が重要視されますし、坐禅も呼

吸法が大事です。いずれも、丹田を意識して、「ゆっくり息を吸い、吐く」というのが基本となっています。

では、丹田とはどの部位を表わすのでしょうか。書物によってとらえ方はさまざまですが、おへそと恥骨の中間当たりと考えてください。厳密にここというよりは、この辺りを意識して深呼吸しましょう。

気功の世界では、丹田は気の発電所であり、貯蔵庫といわれます。全身をめぐる気はいったん丹田にたまり、エネルギーに変換されるという重要な場所です。

なお、丹田は、腸でいえば直腸という大便の貯まる場所になります。その直腸に向けて、深呼吸をするというイメージです。

難しいことを意識する必要はありません。朝日を浴びると、脳が目覚め、やがて全身の働きが活性化し始めます。そのときに、腸にも新鮮な空気をたっぷりと送り込むつもりで、肩の力を抜き、丹田を意識しながら鼻から息をゆっくりと吸います。

そうして、おなかをしっかりと膨らませたら、今度は口から少しずつゆっくりと息を吐きます。これだけです。

毎朝10回ほどくり返せば、腸のよいマッサージになり、便意を起こす力となります。

すんなり出なければ腸時計に合わせた深呼吸をしよう

朝食後、決まった時間にトイレに座ることも大事な習慣だとお話しました。人間の一日の生体リズムを大事にすることですが、この腸習慣を持つと、やがて脳と腸が「大便を出す時間が来た」と反応するようになり、決まった時間に便意が起こりやすくなります。

ただ、出ないからといって、トイレに長居してはいけません。便意を感じられなければ、いさぎよくトイレを去ることです。そのトイレに座る際、軽くいきんで出なければ、次に丹田を意識した深呼吸をくり返してみてください。

腸は、自律神経の副交感神経が優位にあるとき、働きを活性化させることは前述しました。副交感神経はリラックス時に働く神経です。深呼吸は、リラックスをうながす行為です。深呼吸をすると全身をリラックスでき、気持ちも落ち着いてきますが、同時に腸の働きをよくすることもできるのです。

反対に、「いきむ」という行為は、腸を緊張させることです。緊張時には交感神経が働いていきます。あまり長くいきんでしまうと、腸の働きが滞ってしまいます。

もちろん、直腸にたまった大便を押し出すのに、いきむことは大事です。でも、思うように出ないときには、腸をリラックスさせるために深呼吸をすることです。よくトイレに入ってすぐ一生懸命いきんでいる人がいますが、まず急がずあわてずで、リラックスしてゆっくり深呼吸して、力を抜いて便意を待ちます。ラグビーの五郎丸さんの独特の中腰になって前で手を合わせるポーズも、深呼吸しながら便意を待つのにいいポーズかもしれません。

便秘症の人の中には、便秘と下痢をくり返す人も多くいます。下痢の際、強い腹痛が起こります。そのときにも、いきむのではなく、丹田を意識して深呼吸してみてください。そうすると、下痢便の出もよくなり、腹痛も早くおさまるはずです。

トイレ掃除は快便によい癒《いや》しのエクササイズ

「またわり」「お尻歩き」「腸ひねり」「朝の深呼吸」は、いずれも簡単な運動療法です。毎日、苦もなく実践できるでしょう。ただ、簡単であっても、効果の高い療法です。その効果とは、習慣化することで得られるものです。ぜひ毎日続けて、快便力を高めてください。

なお、三つの体操は、テレビを見ながらする、夜寝る前にする、仕事や家事の合間にするなど、「いつやるか」「どうやるか」とあらかじめ決めておきましょう。そうすると、習慣にしやすくなります。

いずれも、私も毎日実践しています。「面倒だから、今日は休もうかな」という思いがわいてきたときには、「78歳の藤田先生もがんばっているのだから、私もやろう」と思い直し、どうぞがんばってください。

ちなみに、トイレ掃除も便秘解消にはとてもよいエクササイズであることをご存じでしょうか。

家事の中で、女性がもっとも好きではないのがトイレ掃除だという統計があります。「トイレを汚すのは夫や息子なのに、なぜ、汚さない自分がやらなければならないのか」「きれいに掃除をしても、家族に気づいてもらえない」などというのが、トイレ掃除が嫌われる理由のようです。

たしかにごもっともな意見です。でも、どうせやるのならば、嫌な気持ちを抱えてするより、楽しんだほうが得です。「嫌だな」という気持ちはストレスになり、交感神経を優位にします。反対に、「楽しい」と思えばリラックスになり、副交感神経が優位になって腸の働きを活性化できます。「トイレ掃除は快便力を高めるエクササイズ」と考え、あなたの腸によい刺激を与えてあげてください。

ではなぜ、トイレ掃除が腸によいエクササイズとなるのでしょうか。トイレ掃除は、わずか5～10分の間に、背伸びをしたり、かがんだり、手を遠くまで伸ばしたり、腰を下ろしたり、さまざまなポーズを次々に行います。その体の動きと一緒に、腸も伸びたり縮んだりしています。それが腸を動かすとてもよい刺激になるのです。

ちなみにトイレをいつもきれいにして、居心地よい〝レストルーム〟にすることも、精神的リラックス場所になって、一石二鳥です。

おわりに

私が子どもの頃は、和式トイレが一般的でした。

しかも、今ではすっかり見なくなった、くみとり式のトイレです。トイレから家族の排泄物をくみ出して、畑まで運ぶのは、私と弟の役目でした。戦後の食糧難の時代、家庭菜園は今のような趣味ではなく、命を守る頼みの綱でした。その大事な畑の野菜たちは、家族の排泄物を肥料にして、すくすくと味も濃厚に育っていきました。排泄物の質が、野菜の成長を左右するのですから、みな排便を大事に考えていました。

私は日本人に便秘症が激増している理由の一つは、水洗の普及と洋式トイレの構造にあると考えています。排便をしても、腰かけたままのスタイルでは、じっくりと自分の生産物を観察することなく、ジャーッといっきに流してしまう。大便とは「体からの大事な便り」だというのに、それを見ることなく洗い流してしまったら、自分がどんな大便をしているのか、知ることもできません。大便の固形部分のおよそ半分を占める腸内細菌の状態を、確認することもできないのです。大便ときちんと向きあわずして、よい大便を出すことなどできないということです。

腰かけてする洋式トイレでは、和式トイレのように踏ん張る力を出しにくいためです。反対に、しゃがんでする和式トイレでは、大便のたまっている直腸がまっすぐになると同時に、肛門の筋肉が自然とゆるみます。これによって大便がスムーズに出ていきやすくなります。洋式トイレの普及が日本人の便秘を増やす一因になっているのも確かだと思います。

アフリカの田舎を訪れたヨーロッパの医師たちが、その地域での便秘の少なさに驚いたとの報告もあります。アフリカやアジアなど、しゃがむ姿勢のトイレ文化がある地域は、便秘が少ないともいわれています。

こうした研究をもとに、日本と同じく便秘大国であるアメリカでは、「スクワティポティー」という用具が発売されました。

この商品は、洋式トイレに置く足台です。いつものように洋式トイレに座り、この足台に足をのせると、ちょうど和式トイレと同じような姿勢になります。前かがみでしゃがむかっこうです。この姿でふんばると腹圧がかかる一方、肛門の筋肉が自然とゆるみます。それによってスッキリと気持ちよく出せるということです。

非常に単純な構造の商品ですが、驚くのは売上個数です。今では、世界中で200万台を売る大ヒット商品になっているそうです。つまり、こうしたグッズを買いたくなるほど便秘に苦しむ人が世界中にも大勢いるということです。

便秘を解消するために、洋式トイレから和式トイレに改築するのは大変です。でも、こうしたグッズを活用すれば、同じような姿勢で排便ができます。NHO久里浜医療センター内視鏡部長の水上健医師は、これにかわるものとして、お風呂のイスを百円ショップで2つ買ってきて足台にすることを提案されています。工夫しだいで、お金をかけずに簡単に快便力を高めることはできるということです。

本書で紹介した方法も、日常で使う以上のお金をかけず、実践できるものしかありません。まずは、ジュースやお茶などの飲料を購入するかわりに、超硬水を飲みましょう。玄米も、白米の価格とさほどかわりません。玄米は食べごたえがあり、腹持ちもよいので、白米より食べる量を減らせるでしょう。そう考えれば、白米より割安です。

もち麦もキノコもいつもの料理の食材の一つとして選んでほしいものですし、オリーブオイルやアマニ油は、サラダ油の代わりに使ってほしいものです。

「あれこれ買わないとできない」というのではなく、今の食生活の中にあるものを、腸内細菌が喜び、快便効果の高いものへと置きかえていけばよいだけです。そうした日々のちょっとした工夫が、腸内フローラのバランスを整え、スコーンと心地よい排便を習慣にしていけるのです。

便秘体質が治れば、体も心も若返ります。病気もしにくくなります。これは絶対です。ぜひみなさんも、私の方法を参考に快便力を高め、元気で若々しい毎日をとり戻しましょう。

著者紹介

藤田紘一郎（ふじた こういちろう）

1939年中国・旧満州生まれ。東京医科歯科大学医学部卒業。東京大学医学系大学院博士課程修了。医学博士。金沢医科大学教授、長崎大学教授、東京医科歯科大学大学院教授を経て、現在、東京医科歯科大学名誉教授。

専門は寄生虫学、熱帯医学、感染免疫学。

日米医学協力会議のメンバーとして、マラリア、フィラリアなどの免疫研究の傍ら
「寄生虫体内のアレルゲンの発見」「ATLウイルスの伝染経路の発見」など多くの業績をあげる。1995年「笑うカイチュウ」で講談社出版文化賞を受賞。日本寄生虫学会賞、講談社出版文化賞、日本文化振興会社会文化功労賞および国際文化栄誉賞受賞。

主な近著に『脳はバカ、腸はかしこい』（三五館）『腸から始める妊活のススメ』（ワニブックスPLUS新書）『図解 体がよみがえる「長寿食」』（三笠書房）『５５歳のハゲた私が７６歳でフサフサになった理由』、『脳で悩むな！腸で考えなさい』『「毎日出る！」元気な人になる腸寿力』（共に青萠堂）他多数。

【便秘体質にサヨナラ】
9割《わり》の女性《じょせい》の悩《なや》みをスルリと治《なお》す腸習慣《ちょうしゅうかん》

2018年5月1日　第1刷発行

著　者　藤《ふじ》田《た》 紘《こう》一《いち》郎《ろう》

発行者　尾　嶋　四　朗

発行所　株式会社 青 萠 堂

〒162-0808　東京都新宿区天神町13番地
Tel 03-3260-3016
Fax 03-3260-3295
印刷／製本　中央精版印刷株式会社

ISBN978-4-908273-13-1 C0047

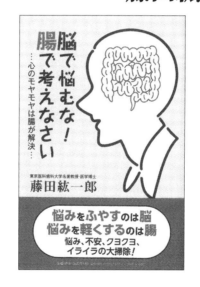

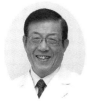